Immunsystem Auf Deutsch / Immune system In German:

Das Immunsystem stärken, den Darm heilen und den Körper auf natürliche Weise reinigen

Inhaltsverzeichnis

ursprüngliche Autor dieses Werkes in irgendeiner Weise als haftbar für irgendwelche Komplikationen oder Schäden angesehen werden kann, die ihnen nach der Durchführung der hier beschriebenen Informationen widerfahren könnten.

Darüber hinaus dienen die Informationen auf den folgenden Seiten nur zu Informationszwecken und sollten daher als universell angesehen werden. Wie es sich für sie gehört, werden sie ohne Gewähr für ihre verlängerte Gültigkeit oder vorläufige Qualität präsentiert. Erwähnte Marken werden ohne schriftliche Zustimmung verwendet und können in keiner Weise als Unterstützung des Markeninhabers angesehen werden.

Einführung

Herzlichen Glückwunsch zum Herunterladen von Immunsystem: Das Immunsystem stärken, den Darm heilen und den Körper auf natürliche Weise reinigen, und vielen Dank dafür. Aufgrund der steigenden Zahl von Gesundheitsproblemen, die Menschen weltweit betreffen, und der deutlichen Zunahme von Autoimmunerkrankungen mit Entzündungen ist das Verständnis der Funktionsweise Ihres Immunsystems von entscheidender Bedeutung geworden. Autoimmunerkrankungen und Verdauungsprobleme sind heute häufiger als je zuvor. Ein schwaches Immunsystem kann zu einer Vielzahl von Gesundheitsproblemen führen, die von allergischen Reaktionen bis hin zu Autoimmunerkrankungen reichen. Unser Immunsystem und damit auch seine Funktionsfähigkeit wird stark von dem beeinflusst, was wir in unseren Körper einbringen. Es ist notwendig, eine Vielzahl von gesunden Nahrungsmitteln zu essen, damit unser Darm gesund ist und funktioniert, wie er sollte. Ein optimal funktionierendes Abwehrsystem, kombiniert mit einem gesunden Darm, kann die Gesundheit und das allgemeine Wohlbefinden erheblich steigern. Nach der Lektüre dieses Buches werden Sie besser verstehen, wie Ihr Immun- und Verdauungssystem funktioniert, und wissen, was Sie tun können, um beides zu verbessern - einschließlich der Beseitigung von Nahrungsmittelallergien und -empfindlichkeiten, der Verringerung von Magenblähungen, der Wiederherstellung guter Bakterien und der Heilung eines undichten Darms.

Viele Faktoren des heutigen Lebens - wie z.B. ein hohes Stressniveau, zu wenig Schlaf, der Verzehr von verarbeiteten Lebensmitteln und die Einnahme von Antibiotika - können unserer Darmmikrobiota schaden. Wenn die Mikrobiota unseres Darms unausgeglichen ist, wirkt sie sich auf andere Teile unseres

Körpers aus, darunter unser Immunsystem, das Gehirn, das Herz, das Gewicht, den Hormonspiegel und die Fähigkeit, Nährstoffe aufzunehmen. Das Ziel dieses Buches ist es, dem Leser zu helfen, die wichtige Verbindung zwischen dem Immunsystem und der Darmgesundheit zu verstehen. Es richtet sich an Leser, die ihre Darmmikrobiota heilen und lernen wollen, wie sie ihren Körper auf natürliche Weise reinigen können.

Im ersten Kapitel des Buches wird erklärt, was das Immunsystem und der Darm sind und wie diese beiden voneinander beeinflusst werden. Es ist wichtig, diese Beziehung zu verstehen, bevor man sich mit einem anderen Teil des Buches befasst. Im zweiten Kapitel geht es um die vielfältigen gesundheitlichen Vorteile, die ein defensives Immunsystem zusammen mit einem gesunden Darm mit sich bringt. Diese Vorteile reichen von einem erhöhten Energieniveau, weniger Stress, einer leichteren Abwehr von Erkältungen bis hin zur Verringerung des Risikos bestimmter Krebsarten. In Kapitel drei werden die Gründe erläutert, warum manche Menschen Probleme mit ihrem Immunsystem haben können. Was einige vielleicht überrascht, ist, dass viele Probleme und Bedenken des Immunsystems durch die Lebensmittel, die man dem Körper zuführt, kontrolliert werden können. In Kapitel vier erhalten Sie Checklisten, mit deren Hilfe Sie feststellen können, ob Sie möglicherweise Probleme mit Ihrer Darmgesundheit und Ihrem Immunsystem haben oder nicht. Bevor Sie sich Ziele setzen oder Ihre Reise zur Genesung beginnen, müssen Sie eine Bestandsaufnahme Ihres eigenen Immunsystems und Ihres Darms machen, Ihren Körper anhören und sich Notizen machen.

Die Kapitel fünf bis acht konzentrieren sich darauf, was Sie tun können, um Ihr Immunsystem und Ihre Darmgesundheit zu verbessern. Kapitel fünf bietet eine Zusammenfassung der grundlegenden Strategien, mit denen Sie beginnen können, Ihr Immunsystem zu stärken und die Darmmikrobiota zu verbessern. In Kapitel sechs lernen Sie gesunde Ernährungsgewohnheiten kennen, die Sie in Ihr tägliches Leben integrieren können, um Ihre Darmgesundheit zu verbessern, von Lebensmitteln, die Sie essen sollten, bis hin zu wichtigen Entscheidungen über Ihren Lebensstil.

Kapitel sieben konzentriert sich speziell auf Nahrungsmittel, die Ihr Immunsystem auf natürliche Weise stärken können - diese Nahrungsmittel sollten sofort auf Ihre Einkaufsliste kommen. In Kapitel acht finden Sie spezifische Informationen zur Planung von Mahlzeiten, die Ihnen helfen, den Weg zur Wiederherstellung Ihrer Gesundheit zu beschreiten. In diesem Kapitel erhalten Sie auch ein Beispiel für einen siebentägigen Mahlzeitenplan, um Anregungen für eine gesunde und unterhaltsame Mahlzeitenplanung zu erhalten.

Kapitel neun gibt eine Einführung in Stoffwechselstörungen und diskutiert Gesundheitstipps, wie Sie sich von bestimmten, nicht vererbten Störungen, insbesondere dem Metabolischen Syndrom, auch bekannt als Syndrom X, erholen können. In Kapitel zehn erfahren Sie etwas über bestimmte Essgewohnheiten, die Sie vermeiden sollten, wenn Sie Ihr Immunsystem und Ihre Darmgesundheit verbessern wollen, einschließlich bestimmter Nahrungsmittel, die Sie nicht essen sollten. Wenn Sie es ernst meinen mit der Wiederherstellung Ihres Darms und der Stärkung Ihres Immunsystems, sollten diese Nahrungsmittel sofort aus Ihren Schränken und Ihrem Kühlschrank entfernt werden. Schließlich wird Ihnen Kapitel elf eine Liste von Dingen geben, nach denen Sie suchen sollten, um festzustellen, ob Ihre harte Arbeit zur Wiederherstellung des Darms erfolgreich war.

Schließlich müssen Sie wissen, dass sich Ihre Anstrengungen gelohnt haben.

Es gibt viele Bücher zu diesem Thema auf dem Markt - danke nochmals für die Wahl dieses Buches! Es wurden alle Anstrengungen unternommen, um sicherzustellen, dass es mit so vielen nützlichen Informationen wie möglich gefüllt ist. Viel Erfolg!

Kapitel 1: Ihr Immunsystem und Ihr Darm: Was sie sind und wie sie interagieren

Ein tiefes Verständnis Ihres Immunsystems und Ihres Darms ist unerlässlich. In diesem Kapitel werden diese beiden Systeme im Detail definiert und untersucht. Außerdem haben Sie in diesem Kapitel die Gelegenheit, zu entdecken, wie sie zusammenwirken.

Das Immunsystem

Unser Immunsystem ist entscheidend für das Überleben des Menschen. Ohne ein Immunsystem hätten Parasiten, Bakterien und Viren die Möglichkeit, unseren Körper anzugreifen. Unser Immunsystem spielt eine wichtige Rolle, um uns gesund zu erhalten. Diese komplexe Struktur ist im ganzen Körper verteilt und besteht aus einer Kombination von Zellen, Organen, Proteinen und Geweben, die bei der Verteidigung unseres Körpers gegen Keime und andere Eindringlinge Hand in Hand arbeiten. Wenn es richtig funktioniert, greift das Immunsystem auf natürliche Weise krankheitsbildende Substanzen an, die in den Körper gelangen.

Unter den Zellen, die dieses riesige Netzwerk bilden, spielen die weißen Blutkörperchen eine besonders wichtige Rolle. Weiße Blutkörperchen werden in den lymphatischen Organen gespeichert. Zu dieser Gruppe gehören die folgenden Organe:

- Lymphknoten - diese kleinen Drüsen befinden sich im ganzen Körper und sind durch Lymphgefässe verbunden.
- Thymus - diese Drüse befindet sich direkt unterhalb des Halses und liegt zwischen Ihren Lungen.
- Knochenmark - in der Mitte der Knochen produziert dieses rote Blutkörperchen.

- Milz - dieses Organ filtert Ihr Blut und befindet sich im oberen linken Teil des Bauchraums.

Weiße Blutkörperchen gibt es in zwei Grundtypen: Phagozyten, die Organismen zerstören, die in den Körper eindringen, und Lymphozyten, die dem Körper helfen, sich an zuvor in den Körper eingedrungene Organismen zu erinnern, und so zu ihrer Zerstörung beitragen. Lymphozyten werden im Knochenmark gebildet und bleiben entweder dort (Reifung zu B-Zellen) oder steuern die Thymusdrüse an (Reifung zu T-Zellen). Jede B-Zelle produziert einen spezifischen Antikörper. Eine Zelle kann zum Beispiel einen Antikörper produzieren, der das Erkältungsvirus erkennt, während eine andere einen Antikörper gegen die Bakterien produziert, die typischerweise eine Lungenentzündung verursachen.

Eine entscheidende Rolle des Immunsystems ist die Fähigkeit, unser eigenes Gewebe aus fremdem Gewebe zu erkennen. Es kann dies durch die Entdeckung von Proteinen tun, die sich auf der Zelloberfläche befinden. Unser Immunsystem lernt frühzeitig, seine eigenen Proteine zu ignorieren. Es ist jedoch eine andere Geschichte, wenn fremde Substanzen in den Körper gelangen. Wenn diese Fremdsubstanzen (Antigene genannt) in den Körper gelangen, arbeiten verschiedene Zelltypen zusammen, die sie erkennen und darauf reagieren. Das Ergebnis sind einzigartige Proteine, so genannte Antikörper, die sich an spezifische Antigene anlagern. Kurz für Antikörpergenerator, sind Antigene jede Substanz, die eine Antwort des Immunsystems auslösen kann. In vielen Fällen handelt es sich dabei um Toxine, Pilze, Viren und Bakterien - aber zusätzlich zu diesen kann es auch eine Ihrer eigenen Zellen sein, die abgestorben ist oder nicht mehr funktioniert. Obwohl Antikörper sehr gut erkennen können, welche Antigene sich an ihnen festmachen lassen, brauchen sie dennoch etwas Hilfe, um sie zu zerstören. Hier kommen die T-Zellen ins Spiel, von denen einige als "Killerzellen" bezeichnet werden. Wenn Antikörper bestimmte invasive Antigene ausfindig machen, treten Ihre T-Zellen in Aktion, um sie zu zerstören und gleichzeitig andere Zellen an ihre Arbeit zu erinnern. Antikörper dienen auch anderen Zwecken, wie der Aktivierung bestimmter Proteine, die bei der Abtötung infizierter Zellen, Bakterien und Viren helfen. Dieser spezifische Satz von Proteinen ist ebenfalls Teil des Immunsystems und wird als Komplement bezeichnet. Antikörper verbleiben in unserem Körper, um für die unvermeidliche Zeit der Verteidigung zu sorgen, wenn unser Immunsystem wieder mit diesem Antigen in Kontakt kommt. Ein gutes Beispiel hierfür sind die Windpocken. Normalerweise ist es unwahrscheinlich, dass wir, nachdem wir sie einmal gehabt haben, wieder daran leiden, da unser Körper eine Kopie des Windpocken-Antikörpers speichert, der vorbereitet ist und darauf wartet, die Windpocken zu vernichten, wenn und falls er wieder auftaucht. Dieser Schutz wird als Immunität bezeichnet.

Obwohl das Immunsystem jedes Menschen anders ist, wird es im Allgemeinen mit zunehmendem Alter stärker. Das liegt daran, dass wir mit zunehmendem Alter mehr Krankheitserregern (jedem krankheitserzeugenden Organismus) ausgesetzt sind und im Gegenzug eine stärkere Immunität entwickelt haben. Sie haben vielleicht bemerkt, dass Kinder anscheinend öfter krank werden als Jugendliche und Erwachsene - das liegt daran, dass sie, da sie jünger sind, weniger Krankheitserregern ausgesetzt waren. Unter den drei verschiedenen Arten von Immunität beim Menschen gibt es die angeborene (von Geburt an), die adaptive (im Laufe des Lebens erworbene) und die passive (von anderen Quellen entlehnte).

- Angeborene Immunität - Alle Menschen werden mit einem bestimmten Grad an Immunität gegenüber fremden Eindringlingen geboren. Die äußere Barriere unseres Körpers, einschließlich unserer Haut und der Schleimhäute des Darms und des Rachens, stellt natürlich unsere erste Verteidigungslinie gegen Krankheitserreger dar.

- Adaptive Immunität - Das ist die Zusammenstellung verschiedener Antikörper, die wir im Laufe des Lebens erwerben und die wir entwickeln, um uns gegen Krankheitserreger zu schützen, denen wir begegnen. Unser Immunsystem erinnert sich, wenn wir bestimmten Krankheiten ausgesetzt sind oder geimpft werden.

- Passive Immunität - Diese Immunität, die aus einer anderen Quelle entstanden ist, hält nur für eine kurze Zeit an. Ein Beispiel dafür ist ein Baby, das von der Mutter über die Muttermilch Antikörper erhält. Diese vorübergehende Immunität kann das Baby schon früh im Leben vor bestimmten Infektionen schützen.

Nach dem Nervensystem ist Ihr Immunsystem das komplexeste im Körper. Wir haben die verschiedenen Zellen, Organe und Gewebe berührt, aus denen es besteht - einschließlich der Haut, des Knochenmarks, der Milz, der Lymphknoten und der Schleimhäute. Diese helfen alle dabei, Zellen zu speichern oder zu schaffen, die ständig daran arbeiten, Ihren ganzen Körper gesund zu erhalten. Ein weiterer sehr wichtiger Faktor für die Gesundheit des Immunsystems ist das Verdauungssystem. Alles, was Sie Ihrem Körper zuführen, wird über Ihren Magen-Darm-Trakt, auch bekannt als Ihr Darm, verdaut.

Der Darm: Ihr Gastrointestinaltrakt

Wenn Sie das Wort "Bauch" hören, denken Sie vielleicht sofort an Ihren Magen oder Bauch, aber in der Welt der Gesundheit nimmt es eine komplexere Bedeutung an. Der Darm bezieht sich auf den Magen-Darm-Trakt, der sich auf eine lange Röhre bezieht, die von Ihrem Mund bis zum hinteren Körperteil (Anus) verläuft. Wenn wir essen, gelangt die Nahrung zuerst durch die Speiseröhre, dann in den Magen, gefolgt vom Dünndarm. Der Dünndarm kann in drei Teile unterteilt werden: den Zwölffingerdarm, den Jejunum und das Ileum. Der erste Teil ist der Zwölffingerdarm, der direkt mit dem Magen verbunden ist. Es ist eine Röhre, die sich um die Bauchspeicheldrüse wickelt und C-förmig ist. Die beiden anderen Teile, das Jejunum und das Ileum, liegen als Wunde am Mittelbauch. In diesem Körperteil wird alles, was Sie essen, aufgenommen und später in die Blutbahn aufgenommen.

Neben dem Ileum liegt der letzte Teil des Dünndarms, der später der vorderste Teil Ihres Dickdarm-Zökums ist. Der Zökum wird dann in den Blinddarm eingeklemmt. Von hier aus wendet sich der Dickdarm nach oben und nimmt einen neuen Namen an, den aufsteigenden Dickdarm. Dann nimmt der Darm eine weitere Wendung und durchquert den Körper und wird nun als Querkolon bezeichnet. Danach nimmt er noch eine weitere Drehung nach unten vor, und dieser Teil wird absteigender Dickdarm genannt. Der letzte Teil des Dickdarms, das Sigma-Dickdarm, führt zum Enddarm, der als Zwischenlager für den Stuhlgang dient, bis dieser über den After ausgeschieden wird.

Jetzt, da Sie ein besseres Bild davon haben, wie genau die Nahrung durch den Magen-Darm-Trakt gelangt, können wir uns darauf konzentrieren, was der Trakt als Ganzes tatsächlich tut und wie er funktioniert. Einfach ausgedrückt: Der Darm verarbeitet die

Nahrung vom Zeitpunkt des Essens bis zur Stuhlabsonderung oder zur Aufnahme durch den Körper. Der Verdauungsprozess beginnt im Mund. Im Mund gibt es Speicheldrüsen, die Speichel abgeben. Die Chemikalien in Ihrem Speichel, die als Enzyme bezeichnet werden, arbeiten mit Ihren Zähnen zusammen, um die Nahrung zu zerlegen. Es gibt auch spezielle Chemikalien in Ihrem Speichel, die Bakterien daran hindern, Infektionen zu verursachen. Um Nahrung aus Ihrem Mund zu entfernen, müssen Sie schlucken - und wenn sich Ihre Muskeln zusammenziehen, wird die Nahrung durch die Speiseröhre nach unten gedrückt. Ihre Zunge ist ein sehr starker Muskel, der dabei hilft, Nahrung in den hinteren Teil des Rachens zu drücken. Nach dem Durchgang durch die Speiseröhre gelangt Ihre Nahrung in den Magen, und die von den Zellen hier produzierten Chemikalien beginnen mit der Verdauung.

Der Magen, der von der Speiseröhre und dem ersten Teil des Dünndarms eingeklemmt ist, ist ein J-förmiges Organ, das im leeren Zustand etwa die Größe einer großen Wurst hat. Die Hauptaufgabe des Magens besteht darin, Ihnen bei der Assimilation Ihrer Nahrung zu helfen, während die andere Hauptaufgabe darin besteht, die Nahrung zu lagern, bis sie bereit ist, vom Magen-Darm-Trakt (Darm) aufgenommen zu werden. Sie sind in der Lage, Nahrung zu essen und Ihren Magen mit einer viel höheren Geschwindigkeit zu füllen, als Ihr Darm sie verarbeiten kann. Wenn dieser Prozess beginnt, wird die Nahrung in grundlegende Teile zerlegt, und erst dann kann sie von den Wänden Ihres Darms in den Blutkreislauf aufgenommen und dann im ganzen Körper verteilt werden. Einige Flüssigkeiten und Nahrungsmittel werden von der Magenschleimhaut aufgenommen, obwohl die meisten von ihnen vom Dünndarm aufgenommen werden. Die Muskeln in Ihren Darmwänden arbeiten daran, die Nahrung mit Enzymen zu vermischen, die vom

Körper produziert werden. Diese Muskeln arbeiten auch hart daran, die Nahrung zum Ende Ihres Darmtrakts zu transportieren. Unverdauliche Nahrung, zusammen mit Abfallstoffen und Keimen, werden alle als Kot aus dem System ausgeschieden.

Der Prozess der Nahrungsverdauung wird vom Gehirn, dem Nervensystem und auch von verschiedenen Hormonen, die vom Darm freigesetzt werden, gesteuert. Noch bevor Sie den ersten Bissen zu sich nehmen, sendet das Gehirn über die Nerven Signale an den Magen. Ihr Magen reagiert darauf mit der Freisetzung von Magensäften (Flüssigkeit, die sich im Magen befindet und aus Enzymen, Säure und Hormonen besteht, die von den Drüsen in den inneren Schichten der Magenwand freigesetzt werden), die sich auf die Ankunft der Nahrung vorbereiten. Wenn die Nahrung den Magen erreicht, bemerken spezielle Rezeptorzellen Veränderungen und senden dann ihre eigenen, neuen Signale aus.

Wenn die Nahrung den Magen verlässt, gelangt sie in den Dünndarm. Die Drüsen und Zellen, die den Dünndarm auskleiden, produzieren auch ihren eigenen Darmsaft, der die Verdauung unterstützt - und wie der Magen wird die Nahrung beim Zusammenziehen der Wände mit diesen Säften vermischt, um einen reibungslosen Übergang zum nächsten Teil des Trakts, dem Dickdarm, zu gewährleisten. Dieser Darm, der als Dickdarm bezeichnet wird, nimmt hauptsächlich Wasser auf und ist breiter als der Dünndarm. Bakterien, die im Dickdarm gefunden werden, helfen in den letzten Stadien der Verdauung, und Muskelbewegungen bewegen hier den Kot in Richtung Rektum. Wenn Stuhl im Rektum vorhanden ist, verlängern oder verbreitern sich dessen Wände, wodurch wiederum spezielle Rezeptorzellen aktiviert werden. Die Nerven dienen dann als Transportmedium für die Signale von den Rezeptoren zum Rückenmark, das daraufhin die Synapsen an die Muskeln des Enddarms zurückschickt, wodurch der Druck in der

Rückenpassage erhöht wird, und so weiß man, dass man zur Toilette muss.

Interaktion zwischen Immunsystem und Darm

Jetzt, da Sie die Funktionen Ihres Immun- und Verdauungssystems besser verstehen, wird es leichter sein zu verstehen, wie das eine das andere beeinflusst. Obwohl viele von uns nicht daran denken, ist Ihr Darm eine wirklich wichtige Barrikade zwischen Ihrem Körper und allen Krankheitserregern in der Welt draußen. Das liegt daran, dass etwa 70 Prozent der Zellen und Gewebe, aus denen Ihr Immunsystem besteht, in Ihrem Darm untergebracht sind. Das macht Ihren Darm zu einem riesigen Akteur des Immunsystems. Das Immunsystem stellt eine Abwehr zwischen Ihnen und all den gefährlichen Bakterien da draußen dar, die Sie möglicherweise verschlucken. Deshalb werden Sie nicht immer sofort krank, sobald Sie bestimmte Bakterien in Ihrem Essen verschlucken - zum Beispiel, wenn Sie kochen, nachdem Sie etwas Schmutziges berührt haben. Das Immunsystem ist die Hauptverbindung zwischen unseren Darmbakterien und der Art und Weise, wie diese Bakterien unsere Gesundheit und die Möglichkeit von Krankheiten beeinflussen. Bakterien leben im ganzen Körper, vor allem aber im Darm. Diese Bakterien, zusammen mit Pilzen und Viren, existieren in einzigartigen Mischungen, die verschiedene Teile des Körpers bewohnen. Der einzelne Cluster aus einer bestimmten Körperregion wird als Mikrobiota bezeichnet. In diesem Fall handelt es sich um Darmmikrobiota, die auch als "Darmflora" bezeichnet werden. Ein gesunder Darm hängt von einer gesunden Darmmikrobiota ab. Die Kombinationen dieser verschiedenen Mikrobiota bilden zusammen Ihr Mikrobiom.

Wie bereits erwähnt, befindet sich ein großer Teil Ihres Immunsystems im Magen-Darm-Trakt - daher gibt es eine große Interaktion zwischen den Bakterien im Darm und dem Immunsystem des Körpers. Viele Zellen in der Darmschleimhaut widmen beispielsweise ihr Leben der Freisetzung großer Mengen von Antikörpern in den Darm und bringen Ihrem Immunsystem bei, wie es sich verhalten soll. Die Bakterien in Ihrem Darm helfen auch, ein ausgewogenes Immunsystem aufrechtzuerhalten. Eine vielfältige Darmflora lehrt die Zellen Ihres Immunsystems, dass nicht alles, mit dem es in Kontakt kommt, unbedingt schlecht ist. Diese Erkenntnis entwickelt sich im Laufe des Lebens, da unser Darm durch Nahrung und das, was uns in unserer Umgebung begegnet, ständig neuen Dingen ausgesetzt ist. Da das Gleichgewicht unserer Darmmikrobiota unser Immunsystem beeinflusst, kann eine unausgeglichene Darmflora das Immunsystem in einen entzündlichen Zustand versetzen, der als "undichter Darm" bezeichnet wird.

Kapitel 2: Die Vorteile eines gesunden Darms in Verbindung mit einem starken Immunsystem

Niemand wird gerne krank. Wir fragen uns, wie wir den neuesten "Keim" vermeiden können, der sich herumspricht. Wie können wir sicherstellen, dass nicht jedes Mitglied unserer Familie im Bett liegt und sich schlecht fühlt? Die Antwort: ein gesundes Immunsystem. Wie wir in Kapitel eins gelernt haben, fördert ein gesunder Darm ein gesundes Immunsystem. Da Ihr Immunsystem das natürliche Abwehrsystem Ihres Körpers ist, ist es für Ihre Gesundheit entscheidend, dass Sie dafür sorgen, dass es richtig funktioniert. Die Bakterien in Ihrem Darm unterstützen das Immunsystem auf verschiedene Weise. Ein starkes Immunsystem ermöglicht es uns, Infektionen schnell zu bekämpfen. Eine Erkältung sollte nicht länger als etwa eine Woche dauern, aber bei einer ungesunden Person mit einem gefährdeten natürlichen Abwehrmechanismus kann sie viel länger andauern - oder sieben kommen immer wieder zurück. Die Fähigkeit, eine Infektion schnell zu bekämpfen, ist nicht der einzige Vorteil eines starken Immunsystems und einer gesunden Darmkombination. Zu den weiteren Vorteilen gehören ein erhöhtes Energieniveau, eine verbesserte geistige Gesundheit, ein verbesserter Cholesterinspiegel, ein regulierter Hormonspiegel, eine geringere Gewichtszunahme, eine längere Lebensdauer und eine bessere allgemeine Gesundheit und ein besseres allgemeines Wohlbefinden.

Erhöhte Energieniveaus

Wir alle wünschen uns mehr Energie, nicht wahr? Oftmals könnte man sich sagen: "Wenn ich nur die Energie hätte... aber ich bin so müde!" Eine gute Möglichkeit, mit der Steigerung Ihres Energieniveaus zu beginnen, ist der Verzehr gesunder, nahrhafter Lebensmittel, aber ohne einen gesunden Darm kann Ihr Körper die Nährstoffe aus den aufgenommenen Lebensmitteln nicht so leicht aufnehmen. Wenn Sie auf einen gesunden Darm achten, kann der Körper mehr Nährstoffe aufnehmen, was wiederum Ihr Energieniveau erhöht.

Verbesserte psychische Gesundheit

Forscher haben herausgefunden, dass die Wiederherstellung eines ungesunden Darms zu einer Verbesserung der psychischen Gesundheit führen kann. Es gibt definitiv einen Zusammenhang zwischen Ihrem Bauchgefühl und Ihrer Stimmung. Wenn Sie jemals den Ausdruck "Schmetterlinge im Bauch" verwendet haben, dann haben Sie bewiesen, dass dies wahr ist. In unserem Körper haben wir tatsächlich ein so genanntes zweites Gehirn, das sogenannte enterische Nervensystem (ENS). Dieses System reguliert und kontrolliert unseren Verdauungstrakt und nimmt Bedrohungen aus der Umwelt wahr. Das ENS sendet Informationen über den Vagusnerv, der eine Reihe von Organen mit dem Gehirn verbindet, an das Gehirn. Ungefähr 90 Prozent der Signale, die an diesem Nerv entlanggehen, werden vom Darm zum Gehirn weitergeleitet. Deshalb sollte es nicht überraschen, dass mehr als die Hälfte der Menschen, die an einem Reizdarmsyndrom (IBS) leiden, auch an Stimmungsstörungen leiden, und eine übliche medikamentöse Behandlung dieses Syndroms sind Antidepressiva. Im Gegenzug hat man kürzlich entdeckt, dass Stimmungsstörungen auch sozusagen von unten nach oben behandelt werden können. Mit anderen Worten: Zustände wie Depressionen, Angstzustände und Schlafstörungen können wirksam behandelt werden, indem man die guten Bakterien im Darm wiederherstellt. Viele der psychologischen Probleme, die wir heute erleben, können auf das zurückgeführt werden, was wir in unseren Körper hineingeben und wie sich dies auf die Darmflora auswirkt. Unsere Gesundheit kann leiden, wenn die Kommunikation zwischen unserem Darm und unserem Gehirn durch irgendetwas gestört wird.

Bessere Cholesterinwerte

Gute Darmbakterien können auch den Cholesterinspiegel verbessern. Ein Großteil des von der Leber produzierten Cholesterins wird in Gallensäuren umgewandelt. Diese werden in der Gallenblase gespeichert und dann zur Unterstützung der Fettverdauung verwendet. Diese Säuren gelangen dann in den Dickdarm, wo sie entweder zerstört werden oder den Körper durch den Stuhlgang verlassen. Diejenigen von uns, die nicht genügend Ballaststoffe essen, haben oft eine höhere Menge an krankheitsverursachender Flora im Darm, was zu einer Anhäufung von Cholesterin im Blutkreislauf führt. Dadurch steigt der Cholesterinspiegel an. Außerdem gelangt weniger Cholesterin in den Dickdarm, wo es dann aus dem Körper ausgeschieden werden kann. Dies kann sehr gefährlich sein, da der Stuhlgang die Hauptmethode des Körpers ist, um unerwünschte Cholesterinwerte loszuwerden. Es ist wichtig, eine ballaststoffreiche Ernährung zu essen, da der Körper dadurch mehr unerwünschte Cholesterinstoffe ausscheiden kann.

Regulierte Hormonspiegel

Ein starkes Immunsystem und gesunde Darmmikrobiota können auch den Hormonspiegel regulieren. Normalerweise werden bis zu 60 Prozent des im Blut zirkulierenden Östrogens von der Leber aufgenommen und dann im Wesentlichen in die Gallenblase abgegeben. Es wird dann mit der Galle zur Ausscheidung in den

Darm abgegeben. Im Gastrointestinaltrakt produzieren unsere guten Darmbakterien ein Enzym, das das Östrogen reaktiviert, damit es vom Körper wieder aufgenommen werden kann. Wenn unsere Darmflora nicht im Gleichgewicht ist, wird das Östrogen weder resorbiert noch reaktiviert und geht stattdessen im Stuhl verloren. Wenn Frauen einen niedrigen Östrogenspiegel haben, haben sie ein höheres Risiko für Osteoporose, Wassereinlagerungen, schwere Menstruationskrämpfe, PMS, starken Blutfluss und Migräne-Kopfschmerzen. Ein ähnlicher Prozess findet auch bei anderen Hormonen sowie bei Vitamin B12, Vitamin D, Cholesterin, Folsäure und Gallensäuren statt.

Verhinderung ungesunder Gewichtszunahme

Ein gesunder Darm verhindert eine ungesunde Gewichts- (oder Fett-) Zunahme. Die Wiederherstellung der guten Bakterien in Ihrem Darm verhindert eine Überernährung, die zu einer Gewichtszunahme führt. Es gibt eine Menge Forschung, die unser Gewicht direkt mit der Gesundheit, einschließlich der Menge und Art unserer Darmflora, in Verbindung bringt. Wenn Sie zusätzliches Gewicht mit sich herumtragen, haben Sie ein über-durchschnittlich hohes Risiko, viele Gesundheitsprobleme zu entwickeln. Dazu gehören die wichtigsten Todesursachen der Nation, wie bestimmte Krebsarten, Herzkrankheiten, Schlaganfall und Diabetes. Es sollte auch beachtet werden, dass das Tragen von zusätzlichem Gewicht auch zu Depressionen führen kann.

Verlängerte Lebensdauer

Die Kombination aus gesundem Immunsystem und gesundem Darm trägt ebenfalls zu einem längeren Leben bei. Wenn wir eine vielfältigere Bakterienflora haben, wird sie effektiver, und im Gegenzug wird unsere allgemeine Gesundheit tendenziell besser.

Um eine größere Vielfalt an Bakterien zu haben, ist eine abwechslungsreiche Ernährung notwendig. Dies ist der Schlüssel zur Aufrechterhaltung einer gesunden Darmflora und auf lange Sicht zu Stärke und Vitalität.

Kapitel 3: Die Ursachen von Problemen des Immunsystems

Viele Menschen haben Probleme im Zusammenhang mit der Gesundheit ihres Immunsystems und ihres Darms. In den letzten 100 Jahren hat sich unsere Ernährung durch die Industrialisierung unserer Lebensmittelversorgung dramatisch verändert. Diese moderne Ernährung, die aus stark verarbeiteten, fettreichen, zuckerreichen und ballaststoffarmen Lebensmitteln besteht, hat die Bakterien in unserem Darm stark verändert. Vor Generationen waren diese Arten von Lebensmitteln nicht so leicht verfügbar wie heute, wenn überhaupt.

Die moderne Ernährung

Die Nahrung, die wir in unseren Körper aufnehmen, ernährt unsere Fettzellen und bestimmt auch, welche Art von Garten oder Flora wir in unserem Inneren anbauen. Der persönliche Garten in unserem Inneren ist voller Wanzen, die mehr über Ihr geistiges und emotionales Wohlbefinden entscheiden, als Sie sich vorstellen können. Einfach gesagt: Wenn Ihre Darmbakterien krank sind, sind Sie es auch. Ihre Darmbakterien gedeihen auf dem, was Sie ihnen zu essen geben, also halten Sie sie gesund! Vielleicht verbinden Sie Verdauungsprobleme nicht mit Allergien, Stimmungsstörungen, Arthritis und bestimmten Autoimmunkrankheiten wie dem Reizdarmsyndrom und chronischer Müdigkeit, aber viele Beschwerden, die nicht miteinander in Zusammenhang zu stehen scheinen, werden in Wirklichkeit durch Probleme in Ihrem Darmgarten verursacht. Wenn zu viele schlechte oder nicht genug gute Darmwanzen vorhanden sind, entstehen Probleme, die Ihre Gesundheit und Ihr Gewicht ernsthaft beeinträchtigen können. Studien haben auch gezeigt, dass Menschen, die an Fettleibigkeit leiden und weniger gesunde Bakterien im Darm haben, im Laufe der Zeit immer mehr an Gewicht zunehmen.

Es gibt viele Gründe, warum Ihr Verdauungssystem aus dem Gleichgewicht geraten kann, was zu einem geschwächten Immunsystem führt, und eine ungesunde Ernährung ist der größte Übeltäter. Eine nährstoffarme Ernährung kann unseren inneren Garten schädigen, da sie das Wachstum der schlechten Bakterienart fördert.

Stress

Stress ist ein weiterer Faktor, der zu einem unausgeglichenen Verdauungssystem beiträgt. Chronischer Stress kann das Nervensystem in Ihrem Darm verändern, wodurch es undicht wird, während sich die normalen Bakterien verändern. Andere Elemente, die Ihr Verdauungssystem aus dem Gleichgewicht bringen können, sind eine übermäßige Medikamenteneinnahme (einschließlich Entzündungshemmer und Antibiotika), unzureichende Verdauungsenzyme, eine Überlastung mit Toxinen und Infektionen. Die Gesamtvitalität des Immunsystems hängt in hohem Maße vom Stressniveau, der emotionalen Stabilität, dem Ernährungszustand, den Ernährungsgewohnheiten und dem Lebensstil der Person ab.

Genetik

Einige Menschen haben bestimmte Gene geerbt, die sie auf Elemente in ihrer Umgebung reagieren lassen, was sonst normal gewesen wäre. Diese Stoffe werden als Allergene bezeichnet. Das häufigste Beispiel für ein überaktives Immunsystem ist eine allergische Reaktion. Pollen, Schimmel, Staub und einige Lebensmittel sind Beispiele für Allergene. Zu den durch ein überaktives Immunsystem verursachten Erkrankungen gehören Ekzeme (ein juckender Hautausschlag, der als atopische Dermatitis bezeichnet wird), Asthma (eine Reaktion der Lungen, die Atembeschwerden, Husten oder Keuchen auslösen kann) und allergische Rhinitis (eine Schwellung der Nasenwege zusammen mit Niesen und einer laufenden Nase).

Bei bestimmten Autoimmunerkrankungen greift der Körper normales, gesundes Gewebe an. Eine häufig vorkommende Autoimmunerkrankung ist der Typ-1-Diabetes. Hier greift das Immunsystem Zellen in der Bauchspeicheldrüse an, die die Aufgabe haben, Insulin zu produzieren. Das Insulin scheidet dann Zucker aus dem Blut aus, um ihn als Energie zu verwerten. Ein weiteres häufiges Autoimmunproblem ist die rheumatische Arthritis. Bei dieser Art von Arthritis beginnen die Gelenke anzuschwellen und sich zu verformen. Lupus ist eine weitere Autoimmunerkrankung, die Körpergewebe wie Lunge, Haut und Nieren angreift.

Schwere Störungen des Immunsystems sind nur einige der möglichen Folgen eines fehlerhaften Immunsystems. Eine Person mit einer Störung des Immunsystems kann:

- Ein Immunsystem haben, das sich gegen sich selbst gewandt hat. Dies wird als Autoimmunkrankheit bezeichnet.
- Ein schwaches Immunsystem erben. Dies wird als primäre Immunschwäche bezeichnet.
- eine Krankheit entwickeln, die das Immunsystem schwächt. Dies wird erworbene Immunschwäche genannt.
- Ein Immunsystem haben, das überaktiv ist. Dies verursacht eine allergische Reaktion.
- Ein Krebsgeschwür des Immunsystems entwickeln.

Häufige Beispiele für Störungen des Immunsystems sind:

- Vorübergehend erworbene Immunschwächen. Dies ist der Fall, wenn Ihr Immunsystem vorübergehend durch etwas, wie z.B. ein Medikament, geschädigt ist. Dies kann bei Chemotherapie-Patienten aufgrund der zur Krebsbekämpfung eingesetzten Medikamente passieren. Außerdem sind davon diejenigen betroffen, die kürzlich eine Organtransplantation erhalten haben und die Medikamente einnehmen, um eine Abstoßung des Organs zu verhindern. Darüber hinaus können Infektionen wie das Grippevirus, Masern und Mononukleose Ihr Immunsystem innerhalb kurzer Zeit schwächen. Schlechte Ernährung, übermäßiger Alkoholkonsum und Rauchen können ebenfalls zu einem vorübergehend geschwächten Immunsystem führen.

- Schwere kombinierte Immunschwäche (SCID). Diese Immunschwäche liegt bei der Geburt vor, da den damit geborenen Kindern wichtige weiße Blutkörperchen fehlen.

- Erworbenes Immunschwächesyndrom (AIDS). Das Human Immunodeficiency Virus (HIV), das AIDS verursacht, ist eine Virusinfektion, die die weißen Blutkörperchen zerstört und das Immunsystem schwächt. Die Betroffenen erkranken schwer an Infektionen, die andere Menschen abwehren können.

Kapitel 4: Bestandsaufnahme Ihrer Darmgesundheit und Ihres Immunsystems

Fragen Sie sich, ob Ihr Darm ungesund ist - oder ob Ihr Immunsystem schwach ist? Braucht Ihr Darm oder Ihr Immunsystem Hilfe oder Unterstützung? Vielleicht ja, vielleicht nein. Ihrem Körper viel Aufmerksamkeit zu schenken, ist eines der größten Dinge, die Sie für sich selbst tun können, und ist der erste Schritt zur Beantwortung dieser Fragen. Eine Bestandsaufnahme Ihres Befindens und das Notieren von allem, was Ihnen abweicht, ist ebenfalls ein guter Anfang. Es ist wichtig, die Anzeichen eines schwachen Immunsystems zu kennen, denn das sind rote Flaggen, die Ihnen die Chance geben, gesundheitliche Probleme zu lösen, bevor sie sich verschlimmern.

Ihr Bauchgefühl

Beginnen wir mit unserem Bauchgefühl. Unser Darm ist durchlässig, d.h. er lässt die guten Nährstoffe, die wir durch die Nahrung erhalten, in den Blutkreislauf gelangen und uns ernähren. Der Darm hat auch die Aufgabe, schlechte Mikroben und Giftstoffe vorübergehend im Darm zu halten, um sie schließlich als Abfallstoffe zu entsorgen. Wenn wir unseren Darm jedoch mit den falschen Nahrungsmitteln füttern und ihn mit Inaktivität und Stress behandeln, kann er nicht richtig funktionieren. Manchmal entweichen diese Giftstoffe und Mikroben aus dem Darm und werden in den Blutkreislauf freigesetzt, was zu Entzündungen führt und den so genannten "undichten Darm" verursacht. Das Leaky-Down- Syndrom ist kein legitimer medizinischer Begriff, aber es ist die Bezeichnung für eine Schädigung der Darmschleimhaut, die es nicht verdauten Proteinen ermöglicht, in den Blutkreislauf zu gelangen. Es wird auch als "erhöhte Darmdurchlässigkeit" bezeichnet. Nachstehend finden Sie eine Liste von Symptomen, die mit dem Leaky-Down-Syndrom in Verbindung stehen.

- Magenblähung, Blähungen, Verstopfung, Durchfall oder Reizdarmsyndrom
- Chronische Müdigkeit oder Fibromyalgie (konstante Schmerzen, die sich im ganzen Körper ausbreiten und typischerweise mehr als drei Monate anhalten)
- Häufige Erkältungen
- Depressionen, Angstzustände, ADHS
- Ungesundes Gewicht
- Gelenkschmerzen
- Kopfschmerzen
- Lebensmittelallergien oder -empfindlichkeiten
- Schilddrüsenerkrankungen
- Autoimmunität
- Rosazea, Ekzeme, Akne oder Schuppenflechte
- Hormonale Ungleichgewichte
- Autoimmunerkrankungen wie rheumatische Arthritis, Hashimoto-Thyreoiditis, Lupus, Psoriasis oder Zöliakie

Wenn Sie mehrere dieser Symptome haben, ist es an der Zeit, mit der Wiederherstellung Ihres ungesunden Darms zu beginnen.

Ein weiteres häufiges Magen-Darm-Problem ist das Reizdarmsyndrom. Halten Sie Ihren Verdauungstrakt für leicht reiczbar? Weltweit gibt es schätzungsweise 10 bis 15 Prozent der Menschen, die an einem Reizdarmsyndrom leiden, und von diesem Prozentsatz leben zwischen 25 und 45 Millionen in den Vereinigten Staaten. Die Anzeichen eines Reizdarmsyndroms sind sehr unterschiedlich, können aber auch andere sein:

- Obstipation
- Durchfall
- Harte, trockene Stühle an einem Tag und wässrige am nächsten
- Blähungen
- Das Bedürfnis, auf die Toilette eilen zu müssen

Wie bei vielen anderen Darmbeschwerden liegt der Schwerpunkt der Behandlung weitgehend auf der Ernährung, wobei Auslöser wie Alkohol und Koffein vermieden und versucht wird, Stress abzubauen.

Obwohl sie nicht annähernd so häufig wie das Reizdarmsyndrom ist, ist die Zöliakie auch hier erwähnenswert, da es sich um eine Autoimmun- und Verdauungsstörung handelt. Nur etwa ein Prozent der US-Bevölkerung hat die Diagnose Zöliakie, und die Betroffenen sind nicht in der Lage, Gluten zu konsumieren. Gluten ist ein Protein, das hauptsächlich in Weizen, Roggen und Gerste vorkommt. Wenn Menschen mit Zöliakie Gluten essen, wird ein Angriff auf ihren Dünndarm ausgelöst. Es ist zu beachten, dass nur etwa fünf Prozent der Zöliakiebetroffenen tatsächlich als solche diagnostiziert werden. Damit leiden fast drei Millionen Amerikaner an den Symptomen der Krankheit, ohne dass sie überhaupt wissen, dass sie die Krankheit haben. Abgesehen von dieser Bevölkerung leben weitere 15-20 Prozent der Amerikaner mit einer Glutenempfindlichkeit.

Die Symptome der Zöliakie variieren, können aber auch folgende enthalten:

- Chronische Diarrhöe
- Blähungen und Schmerzen im Bauchbereich
- Erbrechen

- Obstipation
- Bleicher oder fetter Stuhl

Zöliakie wird mit Stuhlproben und Blutuntersuchungen diagnostiziert. Es gibt keine Heilung dafür, und die Betroffenen müssen sich glutenarm ernähren, und der versehentliche Verzehr eines glutenhaltigen Produkts kann zu einem sofortigen Aufflammen führen.

Ihr Immunsystem

Nachdem nun einige Checklisten zur Verfügung gestellt wurden, um eine Bestandsaufnahme Ihres Darms zu machen, dürfen wir das Immunsystem nicht vergessen, denn es gibt viele Anzeichen, die darauf hindeuten, dass Sie ein schwaches Immunsystem haben könnten. Im Folgenden finden Sie eine Liste mit Fragen, die Sie sich stellen können, um festzustellen, ob Ihr System den Anforderungen entspricht.

Habe ich anhaltende Erkältungen?

Im Durchschnitt dauert eine Erkältung sieben bis zehn Tage. Es kann bis zu drei oder vier Tage dauern, bis das Immunsystem Antikörper zur Bekämpfung der Erkältung entwickelt hat. Wenn Sie eine Erkältung haben, die länger als zehn Tage anhält, kann Ihre Immunität unter Umständen eingeschränkt sein.

Sind meine Lymphdrüsen manchmal wund und geschwollen?

Diese bohnenförmigen Drüsen sind besonders leicht im Nacken, in den Achselhöhlen und in der Leiste zu finden und schwellen an, wenn sie Verletzungen oder Infektionen abwehren. Wenn eine anhaltende Schwellung auftritt, kann dies bedeuten, dass Ihr Immunsystem Schwierigkeiten hat, ein Problem zu bekämpfen.

Erkälte ich mich leicht?

Leide ich unter wiederholten Infektionen?

Wir alle entwickeln hin und wieder Infektionen, schließlich sind wir nur Menschen. Aber wenn Ihr Immunsystem geschwächt ist, hat es viel größere Schwierigkeiten, Krankheitserreger abzutöten. Das Ergebnis sind Infektionen, die immer wieder zurückkehren.

Fühle ich mich ständig ermüdet?

Wenn Ihr Immunsystem kämpft, dann auch Ihr Energieniveau. Das liegt daran, dass Ihr Körper versucht, diese Energie zu konservieren, um Ihr Immunsystem zu stärken. Infolgedessen werden Sie sich müde fühlen. Das kann frustrierend sein, wenn Sie versuchen, zu arbeiten und die vielen Dinge zu erreichen, die Sie im Laufe des Tages erledigen müssen. Es lohnt sich, der Müdigkeit Aufmerksamkeit zu schenken, wenn sie anhaltend wird.

Habe ich Wunden, deren Heilung wirklich lange dauert?

Ihre Haut gerät in einen Zustand der Schadenskontrolle, wenn Sie sich verbrennen, schneiden oder schaben. Unser Körper arbeitet daran, die Wunde zu schützen, indem er nährstoffreiches Blut in das Gebiet bringt, damit es neue Haut regenerieren kann. Dieser notwendige Prozess der Wundheilung ist in hohem Maße von gesunden Immunzellen abhängig. Wenn Ihr Immunsystem jedoch schwach ist, kann sich Ihre Haut nur schwer regenerieren, und die Wunde würde sich weigern zu heilen.

Falls Sie sich bei einer dieser vorherigen Fragen wiedererkannt haben, ist dies ein Signal, dass Ihr Immunsystem Unterstützung benötigt, und diese Unterstützung kann in Form von Maßnahmen zur Heilung Ihres Darms erfolgen. Chronische oder wiederkehrende Infektionen, selbst leichte Erkältungen, treten nur dann auf, wenn man ein geschwächtes Immunsystem hat. Unter diesen Umständen gibt es einen sich wiederholenden Zyklus: Ein geschwächtes Immunsystem leitet die Infektion ein, und die Infektion führt dann zu einer Schädigung des Immunsystems, das infolgedessen die Abwehrkräfte des Körpers noch weiter herabsetzt. Die Verbesserung des Immunsystems durch eine bessere Darmgesundheit kann diesen Teufelskreis jedoch durchbrechen.

Kapitel 5: Verbesserung des Immunsystems und ein gesünderer Darm

Nachdem Sie die ersten vier Kapitel durchgearbeitet haben, haben Sie nun ein besseres Verständnis dafür, wie das Immunsystem und der Magen-Darm-Trakt zusammenwirken. Sie kennen die Vorteile für Ihre Gesundheit und Ihr Wohlbefinden, wenn diese optimal funktionieren. Sie verstehen die Probleme des Immunsystems und die Gründe, warum sie Menschen leiden lassen. Außerdem haben Sie eine Bestandsaufnahme Ihres eigenen Darms und Ihres Immunsystems vorgenommen. Jetzt sind Sie bereit, sich über Möglichkeiten zu informieren, wie Sie Ihr Immunsystem stärken und einen ungesunden Darm wiederherstellen können. Ihre Darmgesundheit wirkt sich buchstäblich auf den ganzen Körper aus. Wenn Sie also Ihre Gesundheit in Ordnung bringen wollen, müssen Sie mit Ihrem Darm beginnen. Ihr Darm ist ständig bei der Arbeit und erledigt viele wichtige Aufgaben, darunter den Abbau von Nahrung, das Ausschließen von Giftstoffen und die Produktion und Aufnahme von Nährstoffen. Wenn Sie sich eine optimale Immunität wünschen, muss Ihr Darm einwandfrei funktionieren.

Da mehr als 100 Millionen Amerikaner an Verdauungsproblemen leiden, wurde viel Forschung darüber betrieben, wie man die Darmschleimhaut stärken und die Verdauung verbessern kann. Sie sind definitiv nicht allein, wenn Sie an einer Verdauungsstörung wie Magenblähungen, Verstopfung, Reizdarmsyndrom, Blähungen, Durchfall, Sodbrennen oder saurem Reflux leiden oder gelitten haben. Von den fünf meistverkauften Medikamenten in den USA sind zwei gegen Verdauungsstörungen, und sie kosten Milliarden von Dollar. Darüber hinaus gibt es mehr als 200 frei verkäufliche Medikamente gegen Verdauungsstörungen, und die meisten davon können weitere Verdauungsbeschwerden verursachen. Arztbesuche wegen Darmbeschwerden sind sehr häufig, und viele von uns sind sich nicht bewusst, dass Probleme im Darm den gesamten Körper betreffen, was zu einer Vielzahl von Bedenken führt, darunter Allergien, Autoimmunerkrankungen, Arthritis, Akne, Stimmungsstörungen, Müdigkeit und mehr. Die Gesundheit des Darms bestimmt, welche Nährstoffe aufgenommen und welche Mikroben ausgeschieden werden können. Im Wesentlichen ist er direkt für die allgemeine Gesundheit Ihres Körpers verantwortlich.

Sie müssen damit beginnen, sich auf die Verbesserung Ihrer Darmmikrobiota zu konzentrieren. Ihr Körper enthält Billionen von Mikroben, und die dichteste Population befindet sich in Ihrem Darm. Hier spielen sie eine entscheidende Rolle bei der Immunfunktion, der Gewichtsregulierung und der Verdauung. Was Sie essen, kann das Gleichgewicht Ihrer Darmmikrobiota schnell verändern. Bevor wir mehr darüber sprechen, was Sie tun können, um Ihr Mikrobiom insgesamt zu verbessern, hier ein paar Fakten über Mikroben.

- Die Bakterien in unserem Darm können über vier Pfund wiegen.
- Die Analyse von Darmbakterien kann Fettleibigkeit mit einer Genauigkeit von 90% vorhersagen.
- Unser Körper enthält 100 Billionen Mikroben.
- Weniger als fünf Prozent der Mikroben verursachen tatsächlich Krankheiten.
- Es gibt mehr Mikroben auf Ihrer Hand als Menschen auf der Erde.
- Bakterien beeinflussen unser Verhalten durch Neuronen in unserem Darm, deshalb wird unser Darm als unser zweites Gehirn betrachtet.

- Studien haben ein gesundes mikrobielles Gleichgewicht mit einem geringeren Vorkommen von Herzkrankheiten, Diabetes, Krebs, Asthma, Depressionen, Leberkrankheiten, Autismus, Reizdarmsyndrom, Koliken und vielen Allergien in Verbindung gebracht.

Ihr Darm Mikrobiota

Ihre Darmmikrobiota verändert sich mit jedem Bissen, den Sie zu sich nehmen, so dass die gute Nachricht ist, dass Sie die Fähigkeit haben, gute Bakterien im Darm sofort wiederherzustellen. Was Sie essen, ist nicht nur für Sie, sondern nährt auch die Billionen von Bakterien, die in Ihrem Darm leben. Sie können Ihre Darmflora ab Ihrer nächsten Mahlzeit positiv verändern. Sie müssen Ihre Darmbakterien mit der richtigen Nahrung füttern und Ihren persönlichen inneren Darmgarten düngen. Wenn Sie sie mit frischer, ganzer, echter Nahrung füttern, werden Sie einen glücklichen, gesunden Darm haben. Füttert man sie hingegen mit Müll, gedeihen die schlechten Wanzen, was zu undichtem Darm und Entzündungen führt. Bestimmte fettregulierende Hormone geraten dann aus dem Gleichgewicht, und Sie werden sich nach mehr schlechtem Essen sehnen. Im Laufe der Zeit, wenn Sie sich weiterhin gesund ernähren, wird dieses Verlangen jedoch abnehmen. Wenn Sie einmal anfangen, einen Unterschied in Ihrem Befinden zu bemerken, werden Sie sich vielleicht nicht einmal mehr nach den weniger gesunden Nahrungsmitteln sehnen, die einst Ihre Schränke und Ihren Kühlschrank füllten, weil Sie wissen, wie schlecht Sie sich fühlen können, wenn Ihre Bakterien durch Junk Food und Zucker aus dem Gleichgewicht geraten.

Kultivieren und Wiederherstellen eines gesunden Darms

Wir wissen bereits um diese komplexe Ansammlung von Bakterien, die in unserem Magen-Darm-Trakt leben, unsere einzigartige Darmmikrobiota, aber jetzt ist es an der Zeit, mehr über die Kontrolle herauszufinden, die wir über die Art und Weise haben, wie wir uns dabei fühlen. Im Folgenden finden Sie Möglichkeiten, wie Sie gute Bakterien in Ihrem Darm kultivieren und wiederherstellen können.

Erhöhen Sie die Aufnahme von Ballaststoffen

Eine Ernährungsumstellung ist der direkteste und beste Weg, um Ihre Darmflora zu verändern. Wenn wir mehr Pflanzen essen, können wir die Vielfalt in unserer Mikrobiota erreichen und erhalten. Diese Vielfalt führt zu einem klareren Verstand und einer besseren Stimmung. Ähnlich wie Zucker zu leicht verarbeitet wird und damit unsere Darmflora aushungert, geben Ballaststoffe unserer Mikrobiota reichlich Nahrung, was unserem inneren Garten sehr zugute kommt. Der Verzehr von ballaststoffreichen Nahrungsmitteln hält die Darmschleimhaut intakt und trägt auch dazu bei, eine vielfältigere Sammlung guter Bakterien zu erhalten, die für eine gute Gesundheit unerlässlich ist.

Antibiotika-Einsatz einschränken

An bestimmten Punkten unseres Lebens ist der Einsatz von Antibiotika unvermeidlich. Der regelmäßige Einsatz von Antibiotika tötet jedoch unser vielfältiges Mini-Ökosystem von Mikroorganismen ab und stellt eine größere Gefahr für die Gesundheit dar. Breit gefächerte Arten von Antibiotika unterscheiden nicht zwischen dem, was unserer Gesundheit zuträglich ist, und dem, was schädlich ist, und schädigen manchmal bestimmte Bakterienstämme, die wir zur Bekämpfung anderer Infektionen benötigen.

Nehmen Sie Probiotika ein

Die Einnahme eines probiotischen Nahrungsergänzungsmittels kann auch nützlich sein, wenn es darum geht, einen ungesunden Darm wiederherzustellen. Probiotika sind bestimmte Nahrungsmittel oder Nahrungsergänzungsmittel, die lebende Mikroben enthalten. Diese Mikroben sollen bei der Einnahme die Gesundheit Ihres Mikrobioms verbessern und unterstützen, indem sie die Gemeinschaften von Bakterien, die sich derzeit im Darm befinden, stärken oder ersetzen.

Probiotika vs. Präbiotika

Um Verwirrung zu vermeiden, sollte hier ein Hinweis auf den Unterschied zwischen Präbiotika und Probiotika hinzugefügt werden. Präbiotika sind Lebensmittel, die die bereits in unserem Darm vorhandenen Bakterien irgendwie befruchten und die Entwicklung der Vielfalt fördern. Diese Nahrungsmittel sind komplexe Kohlenhydrate, wie Vollkorn und Gemüse. Wie bereits erwähnt, sind Probiotika Lebensmittel, die lebende Bakterien enthalten, von denen angenommen wird, dass sie für den Körper nützlich sind.

Reduzieren Sie aktiv den Stress

Wenn Sie sich gestresst fühlen, setzt Ihr Körper auf natürliche Weise Adrenalin frei, und Ihr Immunsystem stößt Entzündungsproteine aus, die für die Zellsignalisierung wichtig sind, die so genannten Zytokine. Dies geschieht unabhängig davon, ob das, worüber Sie sich gestresst fühlen, real ist oder nicht. Zum Beispiel ein möglicher Angriff durch ein wildes Tier oder die Sorge um die Präsentation, die Sie morgen auf der Arbeit halten müssen. Wenn Sie sich die ganze Zeit gestresst fühlen, hört Ihre Immunantwort nie auf, diese Entzündungsbotschaften an Ihren ganzen Körper zu senden, auch an die Wanzen in Ihrem Darm, was seine Gesundheit schwächt und eine Entzündung verursacht. Um unserer Eingeweide und unseres Immunsystems willen müssen wir wirklich versuchen, uns zu beruhigen.

Erhalten Sie ausreichend Schlaf.

Wir können unsere Darmflora ausbalancieren, indem wir konsequent genug Schlaf bekommen, wobei möglichst nahe an acht Stunden die Empfehlung lautet. Die Beziehung zwischen unserem Mikrobiom und dem Schlaf wird als eine Zweibahnstraße betrachtet. Die Mikrobiota in unserem Darm hat einen Einfluss darauf, wie wir schlafen, und Schlaf scheint auch die Vielfalt und Gesundheit unseres Darmgartens zu beeinflussen. Wenn wir nicht genug Schlaf bekommen, verringert sich die Anzahl der nützlichen Bakterien im Darm und kann schnell negative Auswirkungen auf das Mikrobiom und die Gesundheit des Immunsystems haben.

Trainieren Sie regelmäßig

Unsere Darmmikrobiota verabscheut einen sesshaften Körper und ist viel glücklicher, wenn wir uns bewegen. Es hat sich gezeigt, dass Bewegung tatsächlich eine andere Art der Veränderung unserer Darmflora bewirkt als zum Beispiel eine Diät. Bewegung verändert die Zusammensetzung Ihrer Darmmikrobiota, und Studien haben gezeigt, dass diese positiven Veränderungen bereits nach sechs Wochen Bewegung auftreten können. Es ist wichtig, darauf hinzuweisen, dass das Training regelmäßig fortgesetzt werden muss, um diese Veränderungen weiterhin zu bemerken, da es sonst zu einer Regression kommt. Selbst mäßige Bewegung kann den Cholesterinspiegel verbessern. Regelmäßige Bewegung, 30 Minuten pro Tag an fünf Tagen in der Woche, hilft jedoch, das metabolische Syndrom abzuwehren. Bewegung ist eine Schlüsselkomponente, um den Stoffwechsel anzukurbeln und das Gewicht niedrig zu halten.

Trinken Sie mehr Wasser

Wenn Sie mehr Wasser trinken und die Flüssigkeitsversorgung aufrechterhalten, ist Ihre Darmmikrobiota glücklich und gesund, so dass sie andere Teile Ihres Körpers voll unterstützen kann. Es gibt unterschiedliche Meinungen darüber, wie viel Wasser Sie täglich trinken sollten, aber es wird allgemein empfohlen, acht 8-Unzen-Gläser zu trinken, was etwa 2 Litern entspricht oder eine Gallone hat. Sie wird wie die 8x8-Regel genannt und ist leicht zu merken. Genügend Wasser über den Tag hinweg zu trinken, kann für manche wie eine lästige Pflicht erscheinen, und wenn Sie zu diesen Leuten gehören, versuchen Sie, eine Art von lustigen Behältern oder Gläsern zu verwenden, die Sie lieben und die Sie zum Lächeln bringen, wenn Sie sie benutzen. Das macht sicher mehr Spaß als das Tuckern aus derselben langweiligen Tasse, und auch vom psychologischen Standpunkt aus gesehen ist es eine gute Voraussetzung für den Erfolg. Das Vergnügen, das Ihnen die Benutzung des Behälters bereitet, wird von Ihrem Gehirn als Belohnung angesehen und löst eine Dopaminausschüttung aus. Das macht es wahrscheinlicher, dass Sie die Handlung, die zu der Belohnung führt, weiter ausführen wollen, wenn die Belohnung in diesem Fall das Trinken aus dem Spaßbehälter ist. Am Ende verbrauchen Sie mehr Wasser, was Ihrem Darm zugute kommt.

Es wird einige Zeit dauern, bis sich Ihre Verdauung erholt hat, aber Sie sollten wissen, dass dies möglich ist. Wenn Sie sich eine lebendige Gesundheit wünschen, müssen Sie sich zuerst auf Ihren Darm konzentrieren. Es gibt viele Dinge, die Sie tun können, um Ihr Immunsystem zu verbessern und einen gesünderen Darm zu erhalten, und die Befolgung der obigen Empfehlungen ist ein guter Anfang. Denken Sie daran, wenn Sie mit dem Heilungsprozess beginnen und zusehen, wie Ihre Symptome nachlassen und schließlich verschwinden.

Kapitel 6: Mit gesunder Ernährung den Darm heilen

Wie in diesem Buch bisher erwähnt, haben die Lebensmittel, die wir essen, großen Einfluss auf unsere Darmgesundheit und unser Immunsystem. Es gibt viele Pläne für eine gesunde Ernährung, die wir befolgen können, und andere Dinge, die wir tun können, um uns auf den richtigen Weg zu mehr Gesundheit und Wohlbefinden zu bringen. Ob Sie nun Magenblähungen reduzieren, Nahrungsmittelallergien beseitigen oder Ihr Immunsystem stärken wollen, alles beginnt im Darm. Man darf nicht vergessen, dass der Verzehr von echten, frischen, ganzen Nahrungsmitteln zu einem gesunden Darm beiträgt.

Den Bauch wieder ins Gleichgewicht bringen

Die Grundlage einer guten Darmgesundheit beginnt mit dem, was man isst. Ihr Schwerpunkt sollte auf ballaststoffreichem Gemüse, glutenfreiem Getreide, zuckerarmen Früchten und Hülsenfrüchten liegen. Die Stärkung des Immunsystems und der Heilungsprozess des Darms folgen in vielen Fällen diesen Schritten:

- Entfernen Sie die schlechten Bakterien und Nahrungsmittelallergene im Darm, die Empfindlichkeiten verursachen. Dies kann durch die Beseitigung von entzündlichen Lebensmitteln wie Soja, Mais, Gluten, Milchprodukte, Zucker und Eier geschehen. Andere Reizstoffe wie Koffein und Alkohol sollten ebenfalls vermieden werden.
- Ersetzen Sie die schlechten Bakterien durch gesunde Lebensmittel, die die benötigten Enzyme, Ballaststoffe und Präbiotika enthalten.

- Stellen Sie ein gesundes Gleichgewicht der Bakterien wieder her, indem Sie neue, nützliche Bakterien einführen, vielleicht durch eine probiotische Ergänzung.
- Reparieren Sie die Darmschleimhaut mit heilenden Nährstoffen wie Omega-3-Fettsäuren.

Im Folgenden sind einige gesunde Ernährungsmaßnahmen aufgeführt, die ergriffen werden sollten, wenn Sie versuchen, Ihren Darm zu heilen.

Bestimmte Nahrungsmittel beseitigen

Manchmal kann eine Nahrungsausscheidungsdiät auch dazu dienen, die Nahrungsmittelempfindlichkeit des Körpers zu beheben. Wenn es um die Darmgesundheit geht, gibt es einige Nahrungsmittel, die auf lange Sicht möglichst vermieden werden sollten. Verarbeitete Lebensmittel, Gluten und Soja stehen ganz oben auf der Liste der Haupttäter, die eliminiert werden sollten. Alle drei sind schädlich für die Darmschleimhaut. Verarbeitete Lebensmittel sind weit davon entfernt, echt zu sein, da sie Zucker, Öle und Zusatzstoffe enthalten. Da modernes Soja und Gluten oft genetisch verändert sind, können sie auch zum Zerreißen unserer Darmschleimhaut beitragen. Es wird auch empfohlen, bestimmte andere Lebensmittel wie Milchprodukte, Hefe, Mais und Eier für ein oder zwei Wochen zu eliminieren. Schauen Sie nach der Eliminierung, wie sich Ihr Darm anfühlt, und stellen Sie Veränderungen bei anderen Symptomen fest, die Sie möglicherweise erlebt haben. Manchmal können Sie diese Nahrungsmittel nach und nach wieder einführen oder sie durch darmfreundlichere Optionen ersetzen.

Essen Sie eine Vielzahl von Nahrungsmitteln

Da unser Körper nicht dazu bestimmt ist, jeden Tag die gleichen Nahrungsmittel zu essen, ist es für die Darmgesundheit wichtig, die Nahrungsmittel, die Sie essen, zu variieren. In der Vergangenheit war der einfache Zugang zu allen verschiedenen Arten von Lebensmitteln über das ganze Jahr hinweg, den wir heute erleben, nicht möglich. In einem nördlichen Klima konnte man zum Beispiel im Winter nicht in den Supermarkt gehen und Mangos und Kiwis finden. Damals aßen die Menschen saisonal. Was um sie herum während einer bestimmten Jahreszeit wuchs, war das, was sie aßen. Wenn man gesunde Bakterien im Darm wiederherstellen will, muss man eine Vielzahl von Nahrungsmitteln essen, damit die Darmflora sich diversifizieren und wachsen kann. Versuchen Sie, mehr auf die Jahreszeit zu achten und frische Lebensmittel zu wählen, die nicht zu weit reisen müssen, um auf Ihren Teller zu gelangen. Versuchen Sie, die Lebensmittel, die Sie öfter essen, zu wechseln, z.B. wenn Sie am Montag viel Brokkoli essen, versuchen Sie, ihn erst am Freitag wieder zu essen, und wählen Sie an den Tagen dazwischen andere Gemüse der Saison. Außerdem hält der Verzehr einer Vielzahl verschiedener Lebensmittel die Dinge interessant und macht die Planung der Mahlzeiten angenehmer.

Kein Wasser zu den Mahlzeiten trinken

Natürlich ist es vorteilhaft, den ganzen Tag über viel Wasser zu trinken. Allerdings kann das Trinken großer Wassermengen während der Mahlzeiten die Verdauungssäfte verdünnen, die bei der Verdauung der Nahrung, die Sie Ihrem Darm zuführen, hart arbeiten und manchmal den gesamten Prozess stören. Nehmen Sie während der Mahlzeiten kleine Schlucke Wasser und trinken Sie den Großteil des Wassers zwischen den Mahlzeiten.

Essen Sie in einem entspannten Zustand

Dies ist bei weitem eines der wichtigsten Stücke der Heilung eines ungesunden Darms. Wenn Sie sich beim Essen gestresst oder gehetzt fühlen, beeinträchtigt das die Verdauung. Wenn Sie essen, während Sie durch starken Verkehr fahren oder versuchen, zu frühstücken, während Sie morgens aus der Tür hetzen, ist Ihr Körper nicht in einem entspannten Zustand. Sie müssen sich bewusst bemühen, Ihren Körper vor dem Essen in einen entspannten Zustand zu bringen, und Sie müssen möglicherweise Ihren Tagesplan anpassen, damit Sie die Essenszeit in vollem Umfang genießen können. Versuchen Sie, Ihr Telefon vor dem Abendessen auszuschalten, und konzentrieren Sie sich darauf, was Sie essen und wie es Ihren Körper nährt. Versuchen Sie, mindestens 20-30 Minuten für die Mahlzeiten einzuplanen, denn so lange braucht unser Magen, um dem Gehirn zu signalisieren, dass er sich zufrieden oder satt fühlt. Wenn Sie das können, lassen Sie Ihrem Essen etwas Zeit, um sich zu beruhigen, bevor Sie den Tisch verlassen. Wenn wir zu schnell essen, kann es passieren, dass wir am Ende mehr essen, als wir brauchen, bevor wir merken, dass wir satt sind.

Kapitel 7: Nahrungsmittel, die das Immunsystem auf natürliche Weise stärken

Zu lernen, wie Sie Ihr Immunsystem durch das, was Sie in Ihren Darm einbringen, stärken können, ist der nächste Schritt auf dem Weg zur natürlichen Reinigung Ihres Körpers. Wenn Menschen versuchen, ihr Immunsystem zu verbessern, hören sie von vielen Behandlungsmethoden, die behaupten, ein Allheilmittel zu sein, und die versprechen, die Immunität zu stärken und die Chancen auf Erkältungen und Grippe zu verringern. Diese Mittel können rezeptfreie Medikamente, Grippeschutzimpfungen oder Nahrungsergänzungsmittel sein. Obwohl diese möglicherweise vorbeugende Vorteile bieten können, ist der eigentliche Schlüssel zur Stärkung der Immunität weniger bekannt: die Kultivierung gesunder, vielfältiger Bakterien im Darm. Nahrung sollte als Medizin für Ihren Körper betrachtet werden, die Ihnen auf natürliche Weise eine stärkere Immunität verleihen kann. Im Folgenden finden Sie eine Liste leicht zu erwerbender Nahrungsmittel, die Ihnen helfen, Ihr Ziel, einen gesunden Darm zu haben und zu erhalten, zu erreichen.

Ballaststoffreiche Produkte

Es wird notwendig sein, den Verzehr von Obst und Gemüse zu erhöhen, insbesondere von solchen, die reich an präbiotischen Ballaststoffen sind. Prebiotika sind nicht verdauliche Ballaststoffverbindungen, die unverdaut durch den oberen Teil des Darms gelangen und das Wachstum guter Bakterien fördern. Zu Obst und Gemüse mit hohem Gehalt an präbiotischen Ballaststoffen gehören Bananen, Zwiebeln, Knoblauch, Pilze, Zichorie, Spargel und Topinambur. Sie werden auch viel anderes farbenfrohes, nahrhaftes Gemüse wie Brokkoli, Kohl, Blumenkohl, Rosenkohl, Süßkartoffeln, Bok Choy und Blattgrün essen wollen.

Ein Mangel an Ballaststoffen kann zu verschiedenen Gesundheitsproblemen führen, daher ist es wichtig, dass Sie genügend von diesem wichtigen Nährstoff bekommen. Ballaststoffe sind eine der wichtigsten Zutaten für die Darmgesundheit, und nur etwa drei Prozent der Amerikaner nehmen die empfohlenen 40 Gramm Ballaststoffe täglich zu sich. Ballaststoffe ernähren die guten Bakterien in unserem Darm, fördern die Gesundheit Ihres Mikrobioms und stärken Ihr Immunsystem. Unsere Darmmikrobiota extrahieren die Vitamine, Nährstoffe und Energie der Ballaststoffe, verringern Entzündungen und schützen vor Fettleibigkeit. Es gibt zwei Arten von Ballaststoffen. Lösliche Ballaststoffe helfen, den Cholesterinspiegel zu senken, und sind in Haferflocken, Hülsenfrüchten (Erbsen, Bohnen, Nüssen und Linsen) und einigen Obst- und Gemüsesorten enthalten. Unlösliche Ballaststoffe verleihen Ihrem Verdauungsmilieu eine reinigende Wirkung und sind in Vollkorngetreide, Kidneybohnen und auch in Obst und Gemüse zu finden.

Bananen und Äpfel

Als eines der beliebtesten Lebensmittel der Welt sind Bananen extrem gut geeignet, die Harmonie in Ihren Darmmikroorganismen wiederherzustellen. Sie enthalten Kalium und Magnesium, die bei der Vorbeugung von Entzündungen helfen. Es ist erwiesen, dass Bananen die Blähungen im Magen reduzieren und Ihrem Körper helfen, Übergewicht abzubauen. Es gibt viele einfache Möglichkeiten, mehr Bananen in Ihre Ernährung zu integrieren, z.B. in Smoothies, in Scheiben geschnitten auf Getreide oder einfach als Nachmittagssnack.

Wie Bananen sind Äpfel leicht zu finden, haben einen hohen Ballaststoffgehalt und fördern die guten Bakterien im Darm. Äpfel können roh als Snack oder gedünstet genossen werden.

Kultivierte oder fermentierte Lebensmittel

Kultivierte und fermentierte Lebensmittel sind reich an Probiotika, die die Vielfalt im Darm fördern und zu einer Stärkung des Immunsystems führen. Die Haltbarkeit fermentierter Lebensmittel wird durch einen altmodischen Prozess verlängert, der anschließend ihren Nährwert erhöht. Sie versorgen Ihren Körper auch mit lebenden, gesunden Mikroorganismen und Probiotika. Die Lebensmittel, die Ihnen diese gesunden Probiotika liefern, werden durch einen natürlichen Prozess fermentiert, der tatsächlich Probiotika enthält. Wenn Sie sich nicht sicher sind, ob die Lebensmittel, für die Sie sich entscheiden, diese gesunden Probiotika enthalten oder nicht, sollte das Etikett den Hinweis "natürlich fermentiert" enthalten. Beispiele für diese Lebensmittel sind u.a. Joghurt, Kimchi, Kefir, Sauerkraut, Apfelessig und Kombucha-Tee. In der Vergangenheit wurde dem Verzehr fermentierter Lebensmittel eine höhere Priorität eingeräumt als heute, was dazu beitragen kann, dass die Vielfalt der Darmmikrobiota heute geringer ist.

Knochenbrühen

Knochenbrühen wie Rindfleisch, Huhn, Pute und Fisch sind reich an Nährstoffen für die Darmheilung. Sie sind seit langem ein Grundnahrungsmittel in der Ernährung der Menschen, aber selbstgemachte Brühen sind nicht mehr so beliebt wie früher, da es heute so einfach ist, im Laden gekaufte Bestände zu kaufen. Was jedoch an Popularität gewinnt, ist die Verwendung von Knochenbrühen als Heilmittel für die Darmgesundheit. Zur

Herstellung von Knochenbrühe kocht man Fleisch oder Fisch in Wasser, meist mit Gemüse, über einen längeren Zeitraum. Die Kochzeiten variieren stark, von drei Stunden bis zu 72 Stunden. Es ist besser, eine eigene Brühe herzustellen als eine im Laden gekaufte, denn so weiß man genau, was drin ist. Im Laden gekaufte Brühen können ebenfalls verarbeitet werden, wodurch sie ihrer natürlichen Heilwirkung beraubt werden.

Omega-3-Fettsäuren

Omega-3-Fettsäuren regulieren die Entleerung von Nähr- und Abfallprodukten in Ihrem Körper und fördern auch die gesunde Signalgebung zwischen den Zellen. Viele Studien haben ergeben, dass Sie durch eine erhöhte Aufnahme von Omega-3-Fettsäuren die Mikrobenvielfalt im Darm erhöhen können. Diese Säuren erhalten auch die sehr wichtige Aufrechterhaltung Ihrer Darmwand. Wir können diese essentiellen Fettsäuren in unserem Körper nicht herstellen, also müssen wir sie aus der Nahrung aufnehmen. Fettiger Fisch, einschließlich Lachs, Makrele, Sardinen, Sardellen, Austern, Kaviar und Hering, enthält einen hohen Anteil an Omega-3-Fettsäuren. Andere tierische Produkte, einschließlich Gras- und Bio-Lamm, Elch, Huhn, Bison, Ziege, Rind, Kaninchen und Weideeier sind ebenfalls gute Quellen für Omega-3-Fettsäuren. Man kann Omega-3-Fettsäuren auch aus anderen Lebensmitteln wie Leinsamen, Walnüssen und Chiasamen gewinnen, wenn auch in kleineren Mengen. Leinsamen enthält unlösliche Ballaststoffe und hilft, die Regelmäßigkeit im Verdauungstrakt zu verbessern. Er hat auch den höchsten Gehalt an Lignanen (Antioxidantien mit krebshemmenden Eigenschaften) aller Lebensmittel. Wie andere in diesem Kapitel behandelte Lebensmittel fördert Leinsamen eine gute Darmflora. Nach dem Mahlen des Samens kann er in Smoothies verwendet, auf Salate gestreut oder beim Backen zu Rezepten hinzugefügt werden. Denken Sie daran, Ihre Leinsamen im Gefrierfach aufzubewahren, da sie schnell ranzig werden können.

Wildfänge und Innereien

Organfleisch wie Leber, das aus hochwertigen Quellen stammt, ist voller Nährstoffe und gesunder Fette, und das Gleiche gilt für wild gefangenen Fisch. Wenn Sie diese oft essen, geben Sie Ihrem Körper das, was er zur Heilung braucht.

Polyphenole

Polyphenole sind Pflanzenstoffe, die viele Vorteile für Ihre Gesundheit bieten. Zu diesen Vorteilen gehören die Senkung des Cholesterinspiegels, des Blutdrucks und der Entzündung. Einige Quellen für Polyphenole sind Mandeln, Blaubeeren, Zwiebeln, Brokkoli, Traubenschalen, Rotwein, Kakao und dunkle Schokolade. Polyphenole können von menschlichen Zellen nicht immer verdaut werden, aber sie werden von den Mikrobiota in unserem Darm effizient abgebaut.

Nehmen Sie gesunde Fette zu sich

Fette werden vom Körper benötigt, um Entzündungen zu kontrollieren. Zu den gesunden Fetten gehören Oliven und unraffiniertes Olivenöl, Avocado und unraffiniertes Avocadoöl, Kokosnuss und unraffiniertes Kokosnussöl, Butter von grasgefütterten Kühen und hochwertige tierische Fette. Schlechte Fette, wie bestimmte Samenöle, erzeugen mehr Entzündungen.

Fügen Sie diese Lebensmittel noch heute Ihrer Einkaufsliste hinzu.

Kapitel 8: Mahlzeiten planen, um Ihre Gesundheit wiederherzustellen

Die Planung Ihrer Mahlzeiten sollte Spaß machen und keine lästige Pflicht sein. Je besser wir verstehen und uns dafür interessieren, was mit unserer allgemeinen Gesundheit und unserem Wohlbefinden geschieht, indem wir unseren Körper mit gesunden Lebensmitteln ernähren, desto angenehmer wird die Planung der Mahlzeiten. Es mag zunächst schwierig sein zu wissen, wie man Mahlzeiten rund um darmgesunde Lebensmittel plant, und dieses Kapitel soll Ihnen Beispiele für Mahlzeiten geben, die Sie zur Wiederherstellung des Darms planen können. Ein gesundes Darmspeisekarte sollte immer auf Gemüse, Obst und mageres Eiweiß ausgerichtet sein. Kultivierte Milchprodukte und fermentiertes Gemüse sind ausgezeichnete Ergänzungen, da sie ein großes Angebot an gesunden Darmbakterien bieten.

Schwerpunkt Lebensmittelzubereitung

Manchmal kann die Art und Weise, wie ein Essen zubereitet wird, die Art und Weise verändern, wie es auf den Körper wirkt. Zum Beispiel ist gebratenes Fleisch ganz anders als langsam gekochtes Fleisch. Sie sollten sich auf Fleisch konzentrieren, das langsam oder bei niedrigen Temperaturen gekocht wird, auf Gemüse, das sehr gut gegart ist, und auf Samen und Nüsse, die eingeweicht sind und keimen. Auf diese Weise zubereitete Lebensmittel schonen unser Verdauungssystem, und die Nährstoffe werden auch leichter aufgenommen. Auch hier können Sie, nachdem Ihr ungesunder Darm gesund geworden ist, auf andere Weise gekochte Lebensmittel langsam wieder einführen und sehen, wie Ihr Körper darauf reagiert.

Eine weitere gute Regel ist, nur Junk Food zu essen, das man selbst gekocht hat. Wenn Sie Ihr "Junk Food" von Grund auf selbst zubereiten, können Sie viele der schädlichen Inhaltsstoffe, die in verarbeiteten Snacks und Fastfood-Produkten enthalten sind, wie künstliche Aromen und Farbstoffe, Emulgatoren, Konservierungsstoffe und hydrierte Fette und Öle, herausschneiden. All diese Inhaltsstoffe schaden Ihrem Darm. Wenn Sie anfangen, alles, was Sie essen, selbst zuzubereiten, werden Sie auf die Lebensmittel, die Sie essen, aufmerksamer und Ihre Palette wird empfindlicher.

Bringen Sie Ihre Mahlzeiten ins Gleichgewicht

Es ist wichtig, die Nährstoffverhältnisse dessen, was Sie auf Ihrem Teller haben, auszubalancieren. Wenn Sie das nicht tun, können Sie Ihren Blutzucker manchmal mit zu vielen Kohlenhydraten erhöhen oder ihn durch zu wenig Fett oder Eiweiß sinken lassen. Ein ausgewogenes Verhältnis ist für eine gute Verdauung und ein Sättigungsgefühl notwendig. Sie möchten keine ganze Mahlzeit essen und dann schon nach einer Stunde hungrig sein. Dies führt zu Überessen und Gewichtszunahme. Die Ausgewogenheit Ihrer Mahlzeiten ist ein fortlaufender Prozess, und es gibt keine Einheitsstrategie. Sie können jedoch damit beginnen, Ihren Teller mit 30% Eiweiß, 30% Fett und 40% Gemüse zu füllen. Hören Sie dann auf Ihren Körper und machen Sie eine Bestandsaufnahme, wobei Sie bemerken, wie sich Ihre Verdauung nach dem Essen anfühlt und wie hungrig Sie zwischen den Mahlzeiten sind. Denken Sie daran, dass ein gesunder Teller mit Lebensmitteln mehrere verschiedene Farben haben wird. Die Farben vieler verschiedener Gemüsesorten spiegeln die verschiedenen Phytochemikalien und Antioxidantien wider, die sie enthalten und die alle dazu beitragen, Entzündungen zu reduzieren und unsere Darmbakterien zu ernähren.

Legen Sie Ihren eigenen Gemüsegarten an

Die Anlage eines eigenen Gemüsegartens kann viele Vorteile haben. Der Boden ist reich an Mikroben und die Gartenarbeit ist eine lohnende Tätigkeit. Allein das Wissen, dass Sie das Gemüse, das Sie essen, angebaut haben, verschafft Ihnen viel persönliche Befriedigung. Außerdem wird Ihre Lebensmittelrechnung wahrscheinlich sinken, wenn Sie aufhören, Produkte aus dem Lebensmittelgeschäft zu kaufen. Die Unsicherheit, ob Ihr Gemüse mit schädlichen Pestiziden besprüht wurde oder nicht, ist ebenfalls kein Grund zur Sorge.

Hier ist ein Beispiel für einen Mahlzeitenplan für eine Woche. Dies sind nur Vorschläge, da Sie sich nun besser bewusst sind, welche Art von Lebensmitteln Sie in Ihrer Ernährung haben sollten, können Sie ein wenig herumspielen und neue und interessante Lebensmittelkombinationen machen.

Beispiel für einen Speiseplan

Tag 1

Das Frühstück: Ananas-, Grünkohl- und Mandelmilch-Smoothie
Mittagessen: Brauner Reissalat mit Grünkohl, Spinat, Karotten und Rüben
Das Abendessen: Gebackenes Huhn, mit Bohnen, gebratenen Karotten und Brokkoli

Tag 2

Das Frühstück: Zucchini-Frittata mit Pilzen und Spinat
Mittagessen: Gefüllte Süßkartoffelhälften, gefüllt mit Truthahn, Preiselbeeren und Spinat

Das Abendessen: Gegrillte Hähnchenflügel mit Sauerkraut und frischem Spinat als Beilage

Tag 3

Das Frühstück: Chia-Pudding mit Kokosnuss und Papaya. Eine Tasse ungesüßte Kokosmilch, eine Vierteltasse Chiakerne und eine Vierteltasse gewürfelte Papaya.
Mittagessen: Hühnersalat, mit Olivenöl-Dressing
Das Abendessen: Gebratenes Tempeh mit Brokkoli auf braunem Reis

Tag 4

Das Frühstück: Haferflocken, glutenfrei, gekrönt mit einer Vierteltasse Himbeeren
Mittagessen: Reste vom Abendessen des Vorabends
Das Abendessen: Steak mit Süßkartoffeln und Rosenkohl

Tag 5

Das Frühstück: Griechischer Joghurt, Bananen- und Blaubeer-Smoothie
Mittagessen: Salat aus gemischtem Grün mit in Scheiben geschnittenen hartgekochten Eiern
Das Abendessen: Gebratenes Rindfleisch und Brokkoli mit Sauerkraut über Nudeln

Tag 6

Das Frühstück: Omelett mit Gemüse Ihrer Wahl.
Mittagessen: Eier Frittata mit Lachs und Gemüse

Das Abendessen: Gegrillter Hühnersalat mit Sauerkraut als Beilage

Tag 7

Das Frühstück: Griechischer Joghurt-Smoothie mit Heidelbeere und Mandelmilch (ungesüßt)
Mittagessen: Reste vom Abendessen des Vorabends
Das Abendessen: Gegrillter Lachs über einem frischen Gartensalat

Bonus: Ein Rezept für Knochenbrühe

Wie bereits erwähnt, ist es auch vorteilhaft, eine selbstgemachte Knochenbrühe zu konsumieren. Knochenbrühe repariert nicht nur die Darmschleimhaut, sondern enthält auch Glutamin, einen Brennstoff für die Zellen im Darm, der dem undichten Darm helfen könnte. Das tägliche Trinken einer Tasse Knochenbrühe kann auch dann helfen, wenn Sie mit starkem Stress zurechtkommen oder wenig Schlaf haben. Sie können Knochen von einem örtlichen Metzger kaufen, um daraus eine selbstgemachte Brühe herzustellen. Wenn Sie Rindsuppe herstellen, sollten Sie versuchen, Rindermarkknochen von zertifizierten grasgefütterten Kühen zu beziehen. Im Folgenden werden die Schritte zur Herstellung einer selbstgemachten Rinderknochenbrühe aufgeführt.

Schritt 1

Geben Sie etwa zweieinhalb Pfund Rindermarkknochen und zweieinhalb Pfund Rindsuppenknochen in einen Slow Cooker und fügen Sie ein wenig Apfelessig oder den Saft einer Zitrone hinzu, der Säuren liefert, um mehr Nährstoffe aus den Knochen zu extrahieren.

Schritt 2

Füllen Sie den Slow Cooker mit Wasser und stellen Sie ihn für 24 Stunden auf niedrige Hitze ein.

Schritt 3

Nach den 24 Stunden können Sie Ihre Brühe mit etwas Gemüse abschmecken. Da Sie diese nicht konsumieren werden, können Sie sich dafür entscheiden, sie nicht zu schälen. Einige Beispiele sind Zwiebeln, Sellerie und Karotten. Sie können auch Petersilie, Meersalz und Pfeffer hinzufügen. Dann lassen Sie sie noch 12 Stunden stehen. Je länger Sie sie kochen lassen, desto mehr Knochen werden abgebaut und desto mehr Nährstoffe werden freigesetzt.

Schritt 4

Nach etwa 30 Stunden können Sie die Knochen des Knochenmarks überprüfen, um sicherzustellen, dass das Knochenmark herausgefallen ist. Manchmal müssen Sie eine Gabel verwenden, um das Knochenmark von innen herauszuschlagen. Lassen Sie es weitere sechs Stunden ruhen.

Schritt 5

Nach etwa 36 Stunden können Sie den langsamen Kocher ausschalten und ihn auf natürliche Weise abkühlen lassen. Dann schöpft man die großen Sachen wie das Gemüse ab.

Schritt 6

Die Brühe durch ein Maschensieb ablassen. Bewahren Sie Ihre Brühe in Glasbehältern etwa eine Woche lang im Kühlschrank auf.

Sie können Ihre Brühe einfrieren, wenn Sie nicht glauben, dass Sie sie innerhalb einer Woche trinken können, und sie eignet sich auch hervorragend zum Kochen.

Da der Schweregrad eines ungesunden Darms von Mensch zu Mensch variiert, ist es nicht möglich, genau zu bestimmen, wie lange es dauert, bis Ihr Darm geheilt ist. Der Wiederherstellungsprozess kann jedoch sofort beginnen, wenn Sie frische und gesunde Lebensmittel gegenüber hochgradig verarbeiteten und verfeinerten Alternativen wählen. Ihr Immunsystem und Ihr Darm werden es Ihnen danken.

Kapitel 9: Gesunde Wege zur Genesung von Stoffwechselkrankheiten

Bevor wir darüber diskutieren, was Stoffwechselstörungen sind und welche gesunden Ansätze zur Genesung von ihnen beitragen können, ist ein echtes Verständnis des Stoffwechsels im Körper notwendig. Ihr Körper verbraucht oder erhält Energie aus der Nahrung, die Sie essen, durch einen Prozess, der Stoffwechsel genannt wird. Die Nahrung besteht aus Fetten, Kohlenhydraten und Proteinen - und die Chemikalien in Ihrem Verdauungssystem zerlegen diese Nahrungsbestandteile in Säuren und Zucker, den Treibstoff Ihres Körpers. Ihr Körper kann diesen Brennstoff dann entweder sofort verwenden oder er kann die Energie in Ihren Fetten, Muskeln und Geweben speichern. Ihre Darmmikrobiota spielt eine wichtige Rolle in Ihrem Stoffwechsel. Wenn abnorme chemische Reaktionen im Körper diesen Prozess stören, kommt es zu einer Stoffwechselstörung. Wenn dies geschieht, haben Sie möglicherweise zu wenig oder zu viel von bestimmten Substanzen, die Sie benötigen, um gesund zu bleiben. Man kann eine Stoffwechselstörung entwickeln, wenn bestimmte Organe, wie die Bauchspeicheldrüse oder die Leber, nicht richtig funktionieren oder erkranken. Diabetes ist ein häufiges Beispiel für eine Stoffwechselstörung.

Stoffwechselstörungen können in verschiedenen Formen auftreten, unter anderem durch

- Ein fehlendes Vitamin oder Enzym, das für eine bestimmte chemische Reaktion lebenswichtig ist;
- Ernährungsmängel;
- Chemische Reaktionen, die abnormal sind und die Stoffwechselprozesse stören; und

- Eine Erkrankung in einem der am Stoffwechsel beteiligten Organe, darunter die Bauchspeicheldrüse, die Leber oder die endokrinen Drüsen.

Diese Störungen können sich entwickeln, wenn bestimmte Organe nicht richtig funktionieren. Manchmal sind diese Störungen auch genetisch bedingt, aber in anderen Fällen kann eine Person einen Mangel an einem bestimmten Enzym oder Hormon haben, oder sie könnte unter anderem zu viel von bestimmten Nahrungsmitteln zu sich nehmen. Es gibt viele genetische Stoffwechselstörungen, die auf Mutationen einzelner Gene zurückzuführen sind, und diese Mutationen werden vererbt und über Generationen von Familien weitergegeben.

Diabetes ist die häufigste Stoffwechselstörung, von der es zwei Typen gibt, Typ 1 und Typ 2. Die Ursache von Typ 1 ist unbekannt, obwohl es einen genetischen Faktor geben könnte. Typ 1 kann zu einer Beeinträchtigung des Sehvermögens, Nerven- und Nierenschäden und einem erhöhten Risiko für Herzerkrankungen führen. Typ 2 kann erworben werden, könnte aber auch durch genetische Faktoren verursacht werden.

Metabolisches Syndrom

Eine sehr häufige Stoffwechselstörung wird heute als Metabolisches Syndrom, auch bekannt als Syndrom x, bezeichnet. Schätzungsweise 40 Prozent der Menschen über 60 Jahre sind davon betroffen. Das Metabolische Syndrom ist ein Begriff für eine Gruppe von Risikofaktoren, die das Risiko für Herzerkrankungen und andere Gesundheitsprobleme erhöhen können. Im Allgemeinen können mangelnde Aktivität und Übergewicht zur Entwicklung dieses Syndroms führen, aber es gibt fünf Faktoren, die Sie speziell für dieses Syndrom gefährden können.

- Hoher Blutdruck
- Hohe Triglyceridwerte
- Hohe Blutzuckerwerte
- Niedrige Werte von HDL-Cholesterin (die gute Art)
- Aufrechterhaltung einer großen Taille. Dies wäre mehr als ein 35-Zoll-Umfang für Frauen und mehr als 40-Zoll für Männer.

Wenn Sie glauben, dass Sie aufgrund der fünf oben genannten Faktoren ein hohes Risiko haben, ein metabolisches Syndrom zu entwickeln, gibt es Maßnahmen, die Sie ergreifen können, um es zu kontrollieren, zu verhindern oder sogar rückgängig zu machen. Zu diesen Maßnahmen gehören eine Änderung der Ernährung und mehr Bewegung. Wenn Sie nicht versuchen, diese Veränderungen vorzunehmen, könnte das metabolische Syndrom weitere Gesundheitsrisiken im Zusammenhang mit Schlaganfall, Herzerkrankungen und Diabetes entwickeln. Im Folgenden finden Sie gesunde Tipps für die Genesung vom Metabolischen Syndrom.

Entwickeln Sie eine pflanzenbasierte Ernährung

Eine Ernährung auf pflanzlicher Basis kann nicht nur helfen, das metabolische Syndrom einzudämmen, sondern ist auch gut für Ihr Herz. Eine Ernährung auf pflanzlicher Basis würde Gemüse, Obst, Hülsenfrüchte und Vollkorngetreide hervorbringen und Fleisch und Milchprodukte einschränken.

Notieren Sie Ihre Flüssigkeitsaufnahme

Versuchen Sie, mit Zucker gefüllte Getränke und Fruchtsäfte zu vermeiden, da diese Ihre Triglyceridwerte und Ihren Blutzuckerspiegel in die Höhe treiben können. Wenn Sie durstig sind, trinken Sie am besten nur Wasser.

Gesunde Gewichtsabnahme anstreben

Wenn Sie sich kleine und konkrete Ziele setzen, erleichtern Sie sich die Gewichtsabnahme. Selbst eine kleine Gewichtsabnahme kann einen erheblichen Einfluss auf das metabolische Syndrom haben und sich auf wichtige Werte wie Blutzucker, Blutdruck und Cholesterin auswirken. Denken Sie daran, sich vernünftige Erwartungen zu setzen, da diese ermutigender sind.

Vermeiden Sie langes Sitzen

Sitzende Tätigkeiten, die Sie zum Sitzen zwingen, wie Fernsehen, Sitzen bei der Arbeit und die Benutzung eines Computers, wurden mit einem erhöhten Risiko für das metabolische Syndrom in Verbindung gebracht, selbst wenn Sie sich regelmäßig bewegen.

Mit dem Rauchen aufhören

Rauchen erhöht Ihr Risiko für Herzerkrankungen erheblich, obwohl es technisch gesehen kein Risikofaktor für das so genannte metabolische Syndrom ist.

Nahrungsmittel, die das metabolische Syndrom verschlimmern, vermeiden

Alle künstlichen Lebensmittel sollten vermieden werden, wenn man versucht, sich vom metabolischen Syndrom zu erholen, einschließlich verarbeiteter Lebensmittel, künstlicher Süßstoffe, Transfettsäuren (die in Lebensmitteln gefunden werden, die mit hydrierten Ölen und Fetten hergestellt wurden, wie Margarine, Kekse, Kuchen, Torten, Kräcker und Kaffeesahne), raffinierte Kohlenhydrate sowie Zucker und Alkohol im Übermaß.

Kapitel 10: Essgewohnheiten und zu vermeidende Lebensmittel

Auf dem Weg zu einem gesunden Darm und einem starken Immunsystem gibt es eine Reihe von Nahrungsmitteln, die in Ihre Ernährung aufgenommen werden können, die Ihnen zugute kommen und Sie auf den richtigen Weg bringen. Es gibt auch viele Nahrungsmittel, die äußerst schädliche Auswirkungen auf Ihr Immunsystem und Ihre Darmgesundheit haben können. Diese wurden in den vorangegangenen Kapiteln bereits angesprochen, werden aber jetzt ausführlicher diskutiert. Sie wissen jetzt, dass ein gesunder Darm die Grundlage für einen gesunden Körper ist. Sie wissen auch, dass, wenn Ihre Darmmikrobiota vielfältig und ausgewogen ist, jeder andere Teil Ihres Körpers davon profitieren wird. Wenn Ihre Darmflora aus dem Gleichgewicht ist, kann alles, von der Stimmung bis zum Stoffwechsel, beeinträchtigt werden. Was Sie essen, spielt eine extrem große Rolle für Ihre Darmgesundheit. Im Folgenden sind viele Nahrungsmittel aufgeführt, die ein hohes Potenzial haben, Ihre Darmflora zu stören und zu schädigen.

Künstliche Süßstoffe

Wenn Menschen versuchen, Gewicht zu verlieren, greifen sie oft zu künstlichen Süßungsmitteln und denken, sie seien gesund, weil sie keine Kalorien haben. Künstliche Süßstoffe können jedoch Veränderungen in der Mikrobiota des Darms verursachen, zu höheren Raten von Stoffwechselstörungen führen und die Glukoseintoleranz erhöhen.

Verarbeitete Lebensmittel

Viele von uns wissen, dass verarbeitete Lebensmittel nicht gesund sind, aber was Sie vielleicht überrascht, ist die Wirkung, die sie auf das Gleichgewicht Ihres Verdauungssystems haben können. In Studien an Mäusen wurde gezeigt, dass die in stark verarbeiteten Nahrungsmitteln verwendeten Zusatzstoffe deren Darmmikrobiota so stark gestört haben, dass einige tatsächlich Stoffwechselkrankheiten entwickelten.

Zucker

Weißer raffinierter Zucker ist nicht der einzige Zucker, der schlecht für Ihre Gesundheit ist. Zucker kann in jeder Form schädlich sein. Bei Menschen, die sich zuckerhaltig ernähren, kann es zu Verstopfung und insgesamt zu einer schlechten Darmfunktion kommen. Einige Studien haben gezeigt, dass eine Ernährung mit hohem Zuckergehalt eine Veränderung der Darmbakterien verursacht und die Fähigkeit zur Anpassung an sich ändernde Situationen beeinträchtigt. Diese Veränderung der Darmbakterien kann auch einen negativen Einfluss auf das Gedächtnis haben. Eine fett- und zuckerreiche Ernährung stört ein gesundes mikrobielles Gleichgewicht. Zucker wird von uns leicht verdaut und vom Dünndarm ohne Hilfe der Darmmikrobiota aufgenommen. Dadurch sind unsere Darmwanzen hungrig und haben nichts zu essen, so dass sie anfangen, den Schleim, der unseren Darm auskleidet, anzuknabbern. Diese Darmschleimhaut soll eine starke Barriere zwischen dem Darm und dem Rest des Körpers darstellen, denn wenn sie durchdrungen ist und Nahrungspartikel in den Blutkreislauf gelangen, was passiert dann? Ja, Sie haben Recht, Ihr Darm beginnt undicht zu werden.

Gluten

Während Menschen, die an Zöliakie leiden, besonders anfällig für ihre Auswirkungen sind, ist bekannt, dass Gluten auch bei Menschen, die nicht an der Krankheit leiden, Magenschmerzen, Müdigkeit und Blähungen verursacht.

Körner

Zwar enthalten nicht alle Körner Gluten, aber auch glutenfreie Körner wie brauner Reis sollten bei der Heilung des Darms vermieden werden. Körner enthalten Phytinsäure, eine Schutzschicht, die für den Körper schwer verdaulich und abbaubar sein kann, was zu Entzündungen führen kann. Später, nachdem Ihr Darm repariert ist, können Sie damit beginnen, die Körner langsam wieder einzubringen.

Soja

Oftmals als nützlich und nahrhaft angesehen, durchläuft das heutige Soja ein sehr hohes Niveau der Verarbeitung. Diese Verarbeitung hat die Art und Weise verändert, wie sie sich auf den Körper auswirkt. Ein hoher Sojaanteil in der Nahrung kann sich nachteilig auf die Darmmikrobiota auswirken, da er nachweislich die Anzahl gesunder Bakterien reduziert.

Rotes Fleisch

Der Verzehr von rotem Fleisch fördert das Wachstum bestimmter Bakterienstämme, die sich negativ auf Ihre Gesundheit auswirken können, von Ihrer Immunität bis hin zu Ihrem Gewicht und Ihrem emotionalen Zustand. In Studien über die Mikrobiota von Fleischessern im Vergleich zu Vegetariern wurde gezeigt, dass die Mikrobiota von Fleischessern mehr von einer bestimmten Chemikalie produziert, die mit Herzkrankheiten in Verbindung gebracht wird, als die von Vegetariern.

Milch

Selbst wenn Sie nicht an Laktoseintoleranz leiden, sind große Mengen Milchprodukte möglicherweise nicht die beste Wahl für Ihr Verdauungssystem. Einige Studien haben gezeigt, dass der Verzehr von Milchprodukten die Mikrobiota im Darm innerhalb weniger Tage verändert und die schlechten Bakterien, die mit Entzündungen und Darmerkrankungen in Verbindung stehen, gedeihen lassen.

Genetisch modifizierte Organismen (GVO)

In dem Versuch, Pflanzen anzubauen, die von Natur aus gegen Krankheiten und Schädlinge resistent sind, haben Wissenschaftler gentechnisch veränderte Organismen (GVO) geschaffen. GVO sind lebende Organismen, deren genetisches Material durch Gentechnik in einem Labor künstlich manipuliert wurde. Dadurch entstehen Kombinationen aus Pflanzen-, Bakterien-, Tier- und Virusgenen, die in der Natur nicht natürlich vorkommen. Die meisten GVO sind so konstruiert, dass sie die direkte Anwendung von Herbiziden tolerieren. Mais, Sojabohnen und Weizen sind die drei häufigsten GVO, die in den Vereinigten Staaten angebaut werden. Die Eigenschaften, die es den GVO ermöglichen, Krankheiten zu widerstehen, können die Darmgesundheit beeinträchtigen und die Populationen der nützlichen Bakterien reduzieren.

Zuchtfisch

Normalerweise halten wir Fisch für gesund, und das ist er auch, aber es gibt einen großen Unterschied zwischen Zuchtfisch und wild gefangenem Fisch. Zuchtfisch kann wegen des Einsatzes von Antibiotika bei der Aufzucht schlecht für den Darm sein. Dem Futter, das Zuchtfische fressen, werden große Mengen an Antibiotika zugesetzt, die beim Verzehr der Fische an den Menschen weitergegeben werden können. Jedes Antibiotikum, das in den Körper gelangt, tötet die Darmbakterien ab, was zu einem unausgewogenen und ungesunden Darmgarten führt.

Es ist fast unmöglich, all diese Inhaltsstoffe ständig zu vermeiden, aber bewusste Maßnahmen zur Verringerung der Aufnahme von ihnen können einen großen Beitrag zu einem gesünderen Darm leisten.

Abgesehen davon, dass man bestimmte Nahrungsmittel bei dem Versuch, den Darm zu heilen, vermeidet oder ganz weglässt, gibt es auch bestimmte Essgewohnheiten, die der Wiederherstellung schaden können.

Unbedachtes Naschen

Der Verzehr von übermäßigen Snacks kann nicht nur für Ihre Darmgesundheit, sondern auch für andere Körperteile gefährlich sein. Sie sollten in der Lage sein, vier bis sechs Stunden zwischen den Mahlzeiten ohne Nascherei auszukommen, und nachts sollten Sie 12 Stunden aushalten, ohne zum Essen aufzuwachen.

Stress-Essen

Viele Menschen wenden sich dem Essen als Ablenkung zu, wenn sie gestresst sind, aber es ist nicht ratsam, zu essen, wenn sich der Körper in diesem Zustand befindet. Wenn Sie sich gestresst fühlen, fließt weniger Blut in den Magen, was die Verdauung verlangsamt. Infolgedessen steigt die Wahrscheinlichkeit, dass das Essen im Magen gärt, was zu Magenblähungen und Blähungen führt.

Zu viel Rohkost essen (am Anfang)

Wenn Sie Probleme mit dem Darm haben, kann der Verzehr von zu viel rohem Gemüse eine Verringerung der Enzymproduktion bewirken und das Darmmikrobiom verändern. Auch die Verdauung von zu viel rohem Gemüse kann eine Herausforderung sein und zu Blähungen und Bauchschmerzen führen. Eine Lösung wäre es, stattdessen gekochtes Gemüse zu essen, und wenn sich

Ihre Verdauung verbessert, können Sie langsam damit beginnen, immer mehr rohes Gemüse hinzuzufügen.

Kapitel 11: Ansätze, um Ihren Erfolg auf dem Weg der Genesung zu verfolgen

In vielen Fällen kann der Weg zu einem gesunden Bauch ein langer sein, aber allein das Wissen, dass man sich verbessert, ist manchmal die einzige Motivation, die man braucht, um weiterzumachen. Sie haben bereits viele wichtige Schritte zur Genesung unternommen. Sie haben Diät-Empfehlungen befolgt, wie z.B. die Planung gesunder Mahlzeiten, die Beseitigung vieler ungesunder Nahrungsmittel und die Aufnahme neuer und nützlicher Nahrungsmittel in Ihren Tagesablauf. Sie haben Maßnahmen zur Beseitigung von Stress ergriffen, wie z.B. mehr Schlaf und regelmäßige Bewegung. Sie haben sich bewusster darum bemüht, darüber nachzudenken, was die Nahrung, die Sie essen, tatsächlich mit Ihrem Körper macht. Irgendwann werden Sie an einen Punkt gelangen, an dem Sie sich fragen: "Ist mein Darm repariert? Obwohl jeder Mensch anders ist und es unmöglich ist, genau zu bestimmen, wie lange es dauert, Ihren ungesunden Darm zu heilen, sind im Folgenden einige Dinge aufgeführt, auf die Sie achten sollten, wenn Sie den Erfolg auf Ihrem persönlichen Weg zur Genesung verfolgen. Wenn Sie diese Veränderungen in Ihrem Körper erleben, ist es ein gutes Zeichen, dass Sie eine erfolgreiche Genesung von einem ungesunden Darm erleben.

Nahrungsmittel-Empfindlichkeiten verschwinden

Wenn Ihre Darmwand schwach ist (wenn Ihr Darm undicht war), besteht eine hohe Wahrscheinlichkeit, dass Sie auch auf viele Nahrungsmittel empfindlich reagierten. Eine Möglichkeit, Ihren Erfolg zu verfolgen, besteht darin, zu bemerken, dass Sie in der Lage sind, Nahrungsmittel zu essen, die Ihnen zuvor Verdauungsbeschwerden wie Kopfschmerzen, Müdigkeit und

Stimmungsschwankungen bereitet haben. Dann können Sie Ihre Ernährung abwechslungsreicher gestalten und wieder gesunde Lebensmittel einführen. Sobald Sie wieder gute Bakterien in Ihrem Darm haben, ist es entscheidend, dass Sie weiterhin einen gesunden Ernährungsplan befolgen und gute Gewohnheiten beibehalten. Nachdem Sie nun Ihr Ziel erreicht haben, Ihre Darmmikrobiota zu verbessern, sollte Ihr nächstes Ziel darin bestehen, ihre Gesundheit und Vitalität zu erhalten. Nach all der harten Arbeit wollen Sie nicht die gleichen Probleme immer wieder erleben.

Sie haben keine Erfahrungen mit Verdauungsproblemen mehr

Viele Menschen, die unter Darmgesundheitsproblemen wie undichtem Darm leiden, leiden unter Symptomen wie Magenblähungen, saurem Reflux, Blähungen, Sodbrennen und Verstopfung. Wenn diese Belastungen anfangen zu verschwinden und wegbleiben, ist das ein positiver Indikator dafür, dass sich Ihre Wiederherstellungsbemühungen ausgezahlt haben.

Sie kehren zu Ihrem idealen Selbst zurück

Eine gute Möglichkeit, den Erfolg auf Ihrer Reise zur Heilung des Bauchgefühls zu verfolgen, besteht darin, sich zu fragen, ob Sie sich wieder wie Ihr "normales Selbst" fühlen oder nicht. Wenn die Mikrobiota Ihres Darms unausgeglichen ist, leben Sie sehr wahrscheinlich mit Symptomen, die Ihre Lebensqualität in irgendeiner Weise beeinträchtigen. Ein gutes Anzeichen dafür, dass die Bakterien in Ihrem Darm ins Gleichgewicht gekommen sind, ist, dass Ihre Energie zurückgekehrt ist, dass Sie eine Verbesserung Ihrer Stimmung erleben, dass Sie eine bessere geistige Klarheit bemerken, dass Sie ein gesundes Gewicht erreicht haben, dass Sie weniger Stress erleben und dass Sie sich einfach wieder wie Sie selbst fühlen.

Wie in anderen Kapiteln erwähnt, spielt Stress eine wichtige Rolle für die Darmgesundheit. In Zeiten von Stress wird die Durchblutung des Verdauungssystems eingeschränkt, wodurch die Bakterien im Darm verändert werden und Probleme wie Energiemangel und unangenehme Stimmung entstehen. Aufgrund der Kommunikation zwischen dem Darm und dem Gehirn und ihrer komplexen Beziehung wird es schwierig, Stresssituationen zu bewältigen, wenn die Darmbakterien im Ungleichgewicht sind. Aufgrund dieser wechselseitigen Beziehung können Sie durch die Wiederherstellung Ihres ungesunden Darms weniger Stress empfinden. Wenn Sie merken, dass Sie weniger gestresst sind als früher, gute Arbeit, heilen Sie Ihren Darm. Wenn Sie regelmäßig Sport treiben und genügend Schlaf bekommen, hilft Ihnen das auch, den Stress zu bewältigen.

Es ist wichtig zu wissen, dass die Darmgesundheit auf einem Spektrum liegt. Zum einen haben Sie einen völlig gesunden Darm, der ohne Symptome lebt. Auf der anderen Seite haben Sie viele Symptome, einen undichten Darm und sind vielleicht sogar auf dem Weg zur Diagnose einer Autoimmunerkrankung. Wenn Sie sich an diesem Ende befinden, wird die Reparatur Ihres Darms Sie wieder das Spektrum hinunterbringen, und Sie werden auf dem Weg dahin Verbesserungen feststellen. Während der Wiederherstellung kann es jedoch zu Zwischenfällen oder Rückschlägen kommen, die das Spektrum wieder nach oben verschieben. Zu diesen Rückschlägen könnte die Ansteckung auf Reisen, die Notwendigkeit der Einnahme von Antibiotika oder eine versehentliche Glutenbelastung gehören. In jedem dieser Fälle müssen Sie sich wieder nach unten arbeiten.

Hautprobleme gehen weg

Viele Hauterkrankungen, wie Rosazea, Akne, Ausschläge, Schuppen und Ekzeme, sind der äußere Ausdruck eines inneren

Problems, das mit Ihren Darmmikroben und Ihrem Immunsystem zusammenhängt. Wenn Ihre Hautprobleme nachlassen, ist dies ein guter Hinweis darauf, dass Ihr Darm repariert wird.

Ihre Autoimmun-Laborergebnisse verbessern sich

Da Ihr Immunsystem stark von Ihrer Darmgesundheit beeinflusst wird, führt die Wiederherstellung Ihres Darms oft zu einer Verbesserung verschiedener Autoimmun-Laborindikatoren. Viele Patienten werden feststellen, dass sich ihre Laborergebnisse verbessert haben, wobei ihre Antikörper oft negativ werden. Dies ist ein gutes Zeichen dafür, dass sich Ihre Darmflora immer stärker diversifiziert.

Wenn Sie Ihr Immunsystem durch eine bessere Darmgesundheit stärken, werden Sie möglicherweise auch andere Veränderungen in Ihrem Körper feststellen, wie z.B. einen Rückgang von Erkältungen und die Zeit, in der sie in der Nähe bleiben. Wir alle erkälten uns ab und zu, aber wenn Ihre Erkältungen lange dauern und auf sie eine Erkältung nach der anderen folgt, ist es wahrscheinlich, dass Ihr Immunsystem nicht so funktioniert, wie es sollte, und dass auch mit Ihrem Darm etwas nicht stimmt. Die Verbesserung der Darmgesundheit ermöglicht es Ihnen, ein starkes Immunsystem aufzubauen und zu verhindern, dass schädliche Insekten in Ihren Körper eindringen. Es kann helfen, sich Ihr Immunsystem als eine Festung vorzustellen. Wenn die Tür der Festung offen ist, können Eindringlinge leicht eindringen. Indem Sie Ihren Darm heilen und damit Ihr Immunsystem stärken, schließen Sie die Tür zur Festung und erschweren unerwünschten Eindringlingen den Durchgang.

Anhand der zuvor aufgeführten Indikatoren können Sie verfolgen, wie erfolgreich Sie bei Ihrem Ziel sind, einen gesunden Darm zu erreichen. Sie alle beinhalten, dass Sie auf Ihren Körper hören und sich bewusster werden, was er Ihnen zu sagen versucht. Eine größere Aufmerksamkeit für Ihren Körper ist für Ihre Gesundheit und Ihr Wohlbefinden insgesamt von entscheidender Bedeutung.

Schlussfolgerung

Danke, dass Sie bis zum Ende von Immunsystem: Das Immunsystem stärken, den Darm heilen und den Körper auf natürliche Weise reinigen durchgehalten haben. Hoffen wir, dass es informativ war und Ihnen alle Werkzeuge zur Verfügung gestellt hat, die Sie zum Erreichen Ihrer Ziele benötigen. Viele Menschen leiden heute unter Problemen im Zusammenhang mit der Darmgesundheit, die die Funktionsweise des Immunsystems beeinträchtigt. Wenn Sie dieses Buch gelesen haben, sind Sie vielleicht nur daran interessiert, mehr über eine gesunde Darmmikrobiota zu erfahren und gesund zu bleiben. Andererseits möchten Sie vielleicht einen ungesunden Darm heilen und suchen nach Tipps, wie Sie die Reise zur Wiederherstellung beginnen können.

Der erste Schritt in Ihrem Genesungsprozess ist einfach die Erkenntnis, dass es möglich ist, Ihr Immunsystem zu stärken und Ihren Darm auf natürliche Weise zu heilen. Dann ist es wichtig zu verstehen, wie diese beiden Systeme, das Immunsystem und das Verdauungssystem, zusammenwirken und sich gegenseitig beeinflussen. Ein gesundes Immunsystem und ein gesunder Darm haben so viele Vorteile, und je früher Sie mit Ihrem persönlichen Genesungsprozess beginnen, desto schneller werden Sie diese Vorteile ernten. Menschen haben aus verschiedenen Gründen Probleme mit ihrem Immunsystem, aber viele dieser Probleme können gelöst werden, wenn man sich zunächst auf den Darm konzentriert. Wenn Sie die sehr gut durchführbaren Vorschläge in diesem Buch befolgen, sind Sie in kürzester Zeit auf dem Weg zu einer optimalen Darmgesundheit. Bevor Sie sich jedoch auf den Weg der Genesung machen, sollten Sie eine persönliche Bestandsaufnahme Ihres eigenen Immunsystems und Ihrer Darmgesundheit machen und sich notieren, welche Probleme Sie haben könnten. Hören Sie auf Ihren Körper und versuchen Sie zu verstehen, was er Ihnen sagt. Danach ist es an der Zeit, sich Ziele zu setzen und sich auf den Weg zu machen, Ihren ungesunden Darm zu heilen - und Ihr Immunsystem wird es Ihnen danken. Denken Sie daran, sich kleine, erreichbare Ziele zu setzen, da diese eher motivierend und ermutigend sind.

Wenn Sie sich Ziele gesetzt haben, können Sie die in diesem Buch beschriebenen notwendigen Maßnahmen ergreifen und sich auf den Weg zur Darmgesundheit machen. Berücksichtigen Sie die in Kapitel sechs empfohlene gesunde Ernährung. Fügen Sie Ihrer Einkaufsliste Lebensmittel hinzu, die Ihr Immunsystem stärken und das bakterielle Gleichgewicht in Ihrem Darm verbessern. Nehmen Sie sich die Zeit, gesunde Mahlzeiten zu planen, und denken Sie daran, eine Vielzahl von Nahrungsmitteln zu essen, um Ihre Darmmikrobiota zu diversifizieren. Auch wenn es zunächst schwierig erscheint, wird die Planung von nahrhaften, darmgesunden Mahlzeiten leichter. Wenn Sie beginnen, Ihren Darm zu heilen und sich besser zu fühlen, werden Sie ermutigt, Ihre neuen Ernährungsgewohnheiten fortzusetzen. Da Sie nun wissen, welche Nahrungsmittel Sie vermeiden sollten, werden Sie die vielfältigen Vorteile sehen, die sich aus der Eliminierung dieser Nahrungsmittel aus Ihrer Ernährung ergeben können. Nach all Ihrer harten Arbeit und Ihrem Engagement für die Wiederherstellung des Darms werden Sie natürlich wissen wollen, ob sich das alles gelohnt hat, und das letzte Kapitel dieses Buches bietet Ihnen Möglichkeiten, den Erfolg der Wiederherstellung des Darms zu verfolgen.